U0010381

更年期的妳
還是可以自信生活

為更年期前期及更年期做好準備

Preparing for the Perimenopause and Menopause

路易絲・紐森醫師（Dr. Louise Newson） 著

李芳儀 譯

晨星出版

致我的家人，他們不僅傾聽我的想法及計畫，
也傾聽我的挫敗，給予我鼓勵和支持，讓我能繼續努力。

*To my family, who constantly listen to my ideas, plans and also frustrations
about my work and give me the encouragement and support to work so hard.*

目　錄
CONTENTS

前言：
更年期是什麼，又為什麼會發生

我的更年期是四十幾歲開始的。白天時我常覺得熱，還因為極度的疲憊而感到困擾、沮喪。我每夜渾身汗濕而醒。我對丈夫及三個女兒總是易怒又焦躁。專注力不足的狀況，讓我作為全科醫師（GP）非常害怕在繁忙的工作中犯下任何錯誤。

直到有一次，我十一歲的女兒不經意地說，我的壞脾氣是因為我的月經要來了，我才想到我已經有好幾個月沒月經了。我意識到讓我受苦的不是經前症候群，而是更年期前期症候群（perimenopausal）。

很怪吧，我作為更年期專科醫師，竟然無法看出我的身體想告訴我什麼。但我的經歷正巧說明，我們通常無法理解更年期前期（perimenopause）及更年期（menopause）對於女性來說是多大的人生轉變。

醫生時常會誤診，而社會對於更年期又避而不談，僅把它歸類為「婦女病」。但更年期是每位女性都會經歷的事情，而且發生的時間可能比妳想像得快。根據統計，每二十位女性就有一位會在四十至四十五歲間經歷更年期，而甚至

每一百位就有一位女性在四十歲就會經歷更年期。而研究顯示，英國有超過三分之一女性在更年期及更年期前期時，經過至少一年才得以針對症狀接受適當治療；而每十位女性就有一位甚至需要超過九次的門診才能進行診斷。

更年期不應該是被汙名化或羞恥的事情。若不公開談論更年期，對於女性現在及往後的生活來說，都可能會形成潛在的身心定時炸彈。我們必須停止替更年期貼標籤，認為它只是女性從多年的悲慘中解脫的自然過程，而他們除了忍受症狀外也沒有選擇。

反之，我們應該從本質上來稱呼它：長期荷爾蒙缺乏症，而只要透過適當的支持、治療及生活型態轉變，便能得到有效控制，讓症狀得以好轉，更重要的是，女性的未來健康也得以提升。我們必須開始將更年期去汙名化，讓女性對它有更多的了解，進而能更佳地掌控自己的身體。

在我被診斷為更年期前期之後，我建立了www.menopausedoctor.co.uk網站，提供與更年期前期及更年期相關，且基於實證、無偏見的資訊。然後我決定自己開設專門針對更年期照護的診所，稱為紐森健康中心（Newson Health）。自從我們2018年開業以來，已協助數千位女性，並針對他們的更年期前期及更年期提供個人化的建議及支持。令人沮喪的是，因為經費不足，且人們普遍對此議題的

興趣較低，我仍無法開設英國健保（NHS）更年期診所。

對更年期的去汙名化也促使我在2020年設立「更年期慈善機構」（Menopause Charity，官網：www.themenopausecharity.org），致力於提升人們對於更年期前期及更年期的意識，以及降低相關討論造成的尷尬。此慈善機構的部分目的是設立能確實協助女性的求助熱線。2020年，我也基於賦權（empower）女性的想法，推出免費手機app「Balance」（官網：balance-app.com）。我非常希望女性能公開地討論自身經驗，並能取得清楚、無偏見的資訊及支持，讓他們能擁有自身健康及保健的自主權。

或許妳也正在經歷更年期，且希望針對如何應對麻煩的症狀尋求意見，又或許妳還沒有任何症狀，但希望能替更年期前期做好準備。了解更年期前期及更年期，永遠都不會太晚或太早。

在本書中，我將會帶妳了解妳所需要知道的一切，讓妳在準備及經歷更年期前期及更年期時更加得心應手：包括成因、症狀，更重要的，還包括治療及生活方式建議，讓妳在此階段的人生也能盡可能地健康、無憂無慮，且沒有相關症狀。在讀完此書後，妳將會感到更能接受「改變」，重新獲得健康的主導權，也能確保自己能接受最好、最為妳量身打造的治療。

在過程中，妳將會聽到來自各階段、不同女性的想法，他們會談談自己如何克服更年期前期及更年期相關的挑戰，讓妳知道妳並不孤單。

什麼是
更年期前期和更年期？

妳的更年期從月經停止時開始。當妳的子宮停止生產卵子後，我們稱為雌激素及黃體素的荷爾蒙濃度就會下降。妳可以將此過程分為四階段：

- **前更年期**（pre-menopause）：更年期症狀發生前的生活階段。
- **更年期前期**（perimenopause）：當妳開始因為荷爾蒙改變開始經歷更年期症狀，但仍然有月經時（但月經的量或頻率改變）。
- **更年期**（menopause）：當妳已經連續十二個月沒有月經。
- **後更年期**（post- menopause）：當妳已經連續十二個月沒有月經之後的人生階段。

更年期前期及更年期什麼時候會發生？

每位女性初經體驗都不同，更年期有點類似如此。我們知道的是女性平均更年期的年齡是五十一歲，因此大部分的女性通常會在大概四十五歲時開始出現更年期前期的症狀。這些症狀有可能在月經完全停止的前十年就開始了。

若女性的更年期在四十五歲以下發生，我們稱之為早發性更年期（early menopause）。若更年期在四十歲以下發生，則稱為早發性卵巢功能不全（premature ovarian insufficiency，POI）許多女性在二十幾歲、三十幾歲或四十幾歲時處於更年期前期卻不自知，有些人甚至不知道更年期前期究竟是什麼。

我的更年期症狀主要包含熱潮紅及停經嗎？

是也不是。

雌激素（oestrogen）及黃體素（progesterone）共同調節月經週期以及卵子的生產。妳的子宮也會分泌睪固酮（testosterone）但這不只攸關妳的生殖系統。我們體內的每個細胞都含有雌激素受體。說出任一身體機能，若要順利運行，雌激素都會扮演重要角色：從記憶、情緒、免疫功能、

心臟，到肌肉，甚至是我們的頭髮及皮膚，雌激素都在這一切扮演關鍵角色。

在更年期前期及更年期時，荷爾蒙濃度會大幅波動，形成荷爾蒙缺乏的狀況。我常常將此狀況跟駕駛沒有汽油的車子相比。這種荷爾蒙缺乏可以引發各種症狀，從大家認為與更年期相關的熱潮紅，到關節疼痛、情緒改變甚至是記憶力衰退。在之後的章節，我們將會探討完整的更年期症狀。

> **小訣竅**：與妳的母親、祖母、姐姐們等家中女性成員談談他們如何度過更年期。我們有時發現，若一名女性的母親或祖母的更年期較早或較晚，則該女性也可能會有相同的經歷。

我需要取得更年期診斷嗎？

大多數案例中，針對更年期診斷尚沒有決定性的測試方式。主要還是觀察妳的年齡與經歷的症狀。

不固定的經期可能是早期的症狀之一。若妳已超過四十五歲，最近經期不穩定，也有其他典型的更年期前期及更年期症狀，那醫事人員應該無需測試便能診斷妳的狀況為

更年期。

　　然而可惜的是，許多醫事人員沒有接受足夠訓練，難以辨認各種更年期症狀，這也代表有些女性可能會經歷數月，甚至數年的誤診階段。這也代表女性們常常無故地承受更年期症狀，而在沒有適當的協助、支持及治療下，他們未來也可能有健康風險。

　　因此，了解自己的身體是相當重要的，這樣我們才可以持續追蹤身心健康，而本書則會協助妳的整段更年期旅程。一旦妳對於更年期前期及更年期有足夠的了解，可以辨認相關的跡象及症狀，也具備正確的工具得以自信地與醫事人員對話，妳就能詢問正確的問題，並能獲得最佳的治療。

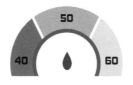

第 1 章
「轉變」前的改變：
更年期前期

　　更年期前期可能會從微小到難以注意的月經轉變開始。或許妳的經期會比平常來得早一些些或晚一些。可能這個月的量會比較少，且經期較短，然後下一個月的月經量又比較多。有一陣子狀況會回歸正軌，但是過了幾個月後，妳可能會覺得愈來愈難專注在工作上，且待在家時感到焦躁。妳可能會覺得現在的生活比之前的人生有更多的掙扎。

　　妳可能會在路上遇到一起上學的老朋友，但卻因記不起他們的名字而感到尷尬。妳可能會將這個狀況歸咎於睡眠不足，畢竟妳已經有好幾個禮拜總在半夜起床不只一次，對吧？或許妳不會馬上發現這些事件之間的關聯，但是可以肯定的是：妳感覺不像「自己」。

　　我剛才所描述的是比較典型的更年期前期狀況，也就是妳正處於更年期前會經歷的階段。由於眾人的焦點總聚焦在更年期階段的狀況，妳可能不知道更年期前期也會引起相當程度的混亂。除了少部分的例外（像是卵巢移除手術），更

年期是一種漸進過程而達到高峰，而非短促急劇的事件。更年期前期不僅是此過程的開始，也將持續數月甚至數年。

在本章中，我們將探討更年期前期背後的科學：為什麼會發生、如何發生，讓妳能有足夠的資訊來面對。

荷爾蒙大小事

雌激素及黃體素會推進我們的月經週期，藉由月經週期替女性身體準備好懷孕。我們體內的雌激素濃度主要由被稱

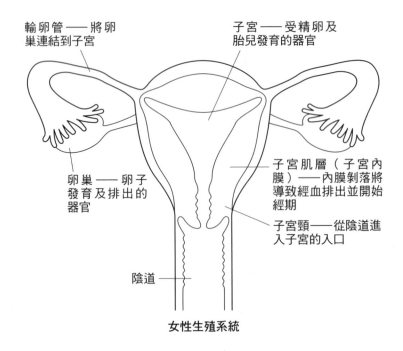

輸卵管——將卵巢連結到子宮

子宮——受精卵及胎兒發育的器官

卵巢——卵子發育及排出的器官

子宮肌層（子宮內膜）——內膜剝落將導致經血排出並開始經期

子宮頸——從陰道進入子宮的入口

陰道——

女性生殖系統

為濾泡刺激素（Follicle-stimulating hormone，FSH）及黃體
成長激素（Luteinizing hormone，LH）的荷爾蒙所控制。

　　濾泡刺激素會刺激我們卵巢內的濾泡分泌雌激素，當雌
激素達到一定的濃度時，我們腦內的腦下垂體將減少分泌濾
泡刺激素，並讓黃體成長激素分泌激增。這個過程會使卵巢
排放卵子（稱為排卵）。接著卵巢內排過卵的濾泡會轉變成
黃體，分泌黃體素及雌激素，讓子宮內膜做好懷孕的準備。
當這些荷爾蒙的濃度上升時，濾泡刺激素及黃體成長激素的
濃度便會下降。如果卵子並未受精，黃體素濃度便會下降，
月經來潮（按：即子宮內膜因此而失去支撐崩落，並排出體
外的現象），而月經週期也會重新開始。

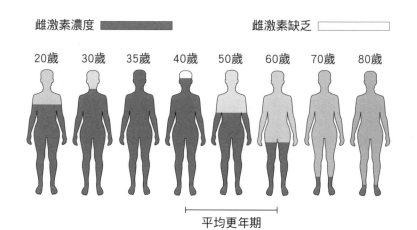

女性每十年的雌激素多寡

在更年期前期，荷爾蒙會有哪些改變呢？

對大多數女性來說，我們的雌激素及黃體素濃度會隨著月經週期上升及下降。但當我們愈來愈接近更年期時，我們卵巢分泌這些荷爾蒙的次數愈來愈少，我們的生育能力開始衰退，並持續衰退到一定程度，而在更年期後，我們就再也無法懷孕了。

更年期前期是這個轉變過程的開始，也是我們的荷爾蒙不斷變動的時候。

我要如何知道我已是更年期前期呢？

通常第一個跡象會是妳月經頻率、持續時間及流量的改變。但要依此進行判斷並不容易，因為荷爾蒙濃度飄忽不定，許多女性這一個月經期完全正常，然後下個月的狀況可能變成經期較長或月經沒有來，然後又有幾個月恢復正常。

因為雌激素及黃體素濃度飄忽不定造成的連鎖反應，也會導致全身發生許多症狀，我們會在接下來的兩個章節中進一步了解。這些症狀可能反覆發生又消失長達數月甚至數年，所以可以理解很多人將這些症狀歸因於我們忙碌生活的壓力。

以我的經驗為例：在我還不知道自己處於更年期前期時，我發現自己時常忘記不同藥品的名稱，也很害怕在工作中失誤。這樣的經驗是相當令人害怕的。事後回想起來，我意識到這些狀況其實非常容易被歸咎到工作忙碌和家庭生活上。

什麼時候會進入更年期前期，我需要接受診斷嗎？

更年期前期與更年期相同，沒有特定的開始年齡，但對於大部分的女性來說，大約四十五歲左右會開始，但有很多女性更年輕就開始了。

如果妳懷疑自己可能進入了更年期前期，請向醫事人員諮詢。就跟更年期一樣，若妳已年滿四十五歲，醫事人員應該可透過經期的改變以及其他症狀來診斷妳是否已進入更年期前期。妳不需要進行荷爾蒙血液檢查（而且檢查結果也無參考性）。

請閱讀接下來兩章更年期前期及更年期的內容，並記下妳正經歷的狀況。另外請記錄妳的症狀以及症狀如何隨著時間改變，這對診斷妳的狀況有所幫助。我網站上的更年期症狀表（tinyurl.com/menopausedoctor-symptom-sheet）是非常有用的工具，內容轉載如下：

症狀	完全沒有 0	有一點 1	常常 2	非常頻繁 3	註解
心跳快或強					
感到緊繃／緊張					
睡眠困難					
感到易怒					
恐慌或焦慮發作					
難以集中注意力					
疲乏或缺乏精力					
對大部分的事物 失去興趣					
感到不開心					
無故哭泣					
感到焦躁					
感到昏昏欲睡 或眩暈					
頭部壓力或緊張					
頭痛					
身體部位 感到麻木					
肌肉和／或 關節疼痛					
手腳失去感覺					

症狀	完全沒有 0	有一點 1	常常 2	非常頻繁 3	註解
呼吸困難					
熱潮紅					
盜汗					
喪失性趣					

表格：症狀表

　　妳也可以使用我的免費手機app「Balance」（balance-app.com），此app已被超過100個國家的成千上萬女性所下載。app中提供妳建議，讓妳記錄妳的症狀、情緒、經期、營養、運動及冥想。它提供妳豐富的資訊，還能下載健康報告，讓妳能提供給醫事人員作為參考。

怎麼樣的治療方式會有幫助呢？

　　請放心，有很多有效的治療方式可供選擇。更年期前期及更年期會產生許多同樣的症狀，對妳來說，這代表更年期的建議和治療通常也同樣受用。稍後我們會在本書中談到對於更年期前期有幫助的治療（請見第四章），包括荷爾蒙補充療法（Hormone replacement therapy，HRT）。

　　有個常見的迷思是，妳必須真正處於更年期時才能開始

治療。實際上並非如此：只要妳的症狀會影響到日常生活就別等了。女性愈早接受治療，對於未來的健康就愈有助益。向醫事人員諮詢可行的治療，才能在資訊充足的狀況下做決定。

我要如何知道我已經
從更年期前期邁入更年期呢？

更年期前期及更年期有許多症狀相互重疊，主要的差別在於：若妳處於更年期前期，妳的月經將會有頻率、流量或長度上的改變；而更年期則代表妳已經連續十二個月沒有月經。

克萊兒，42歲

克萊兒是一位總保持良好體態、健康，且樂觀的女性，但當她邁入四十歲時，一切都改變了。

這是她人生第一次開始經歷無法忍受的偏頭痛及心悸。她有無法言喻的焦慮，總是因為她的丈夫及兩個孩子而焦躁，也總是感到能量耗盡。因為腦霧的關係，就算是最平庸的事，像是從洗衣機中拿出衣服，對她來說也成為挑戰。

　　在四十歲生日的三個月後，克萊兒首次預約了全科醫師的門診，試著了解為什麼自己會有這些感覺。當她看診時，她總是會帶著一長串的病痛名單，她的醫生針對偏頭痛開立英明格〔按：sumatriptan，一種頭痛藥，屬於血清素受體促動劑（Serotonin agonist）〕，但是藥效讓她感到不適及昏沉。

　　克萊兒在另一次門診時啜泣，因此醫生開立了抗焦慮藥物景普朗（按：citalopram，一種抗憂鬱劑），她希望這就是解藥，但是她在六個月之後停藥了，因為症狀並沒有改善。

　　克萊兒焦急地想嘗試任何治療方法。針對心悸，醫生替她進行了心臟超音波，但結果顯示她的心臟完全正常。回頭想，克萊兒提到她現在知道這也差不多是她月經改變的時候，有時候月經量會較少，經期也較短。但是克萊兒及她的醫生都沒有辦法找出兩者的關聯，讓她得以朝更年期方向進行治療。

　　在另一次的門診中，醫生替克萊兒開立了乙型阻斷劑（按：beta-blockers，一種心律不整治療藥物），能降低她的心律及幫助舒緩焦慮，但是她感到精神恍惚及遲緩。

　　在她兒子一次常規性的哮喘檢查中，她無意間在等候室聽到一位女士談論自己的更年期，克萊兒才恍然大悟。克萊兒於是淚眼汪汪地將她的症狀告訴了一位友善的護理師。

「妳不是瘋了，妳只是在更年期前期，」護理師說道，並解釋她的症狀可能是因為荷爾蒙濃度改變所導致。

剛開始克萊兒不認同這個想法，因為她才四十一歲而已，對於更年期前期來說太年輕了。接著醫生開立了單方黃體素避孕藥（progestogen-only pill），雖然對於偏頭痛及焦慮症狀有所改善，卻導致大量出血（單方黃體素避孕藥不是更年期前期的治療方式）。

在這時候，克萊兒找上了我。

我看了一下她一長串的症狀，知道她處於更年期前期，所以我讓她進行荷爾蒙補充療法。此療法將接替她缺失的荷爾蒙（能改善因為更年期前期而出現的荷爾蒙缺乏的狀況）。

克萊兒進行荷爾蒙補充療法已將近一年，她提到治療後的差別簡直讓人難以置信。她的症狀消退了，而她再也不認為她最好的年華已過去，相反的，她開始期待未來的美好。

談談避孕方式

複合口服避孕藥、迷妳丸（按：mini pill，即單方黃體素避孕藥）、植入式避孕器、避孕環、子宮頸帽及保險套……，數百萬位英國女性目前正使用特定避孕方式，且其

中大部分均在成年時期持續避孕。

　　而更年期前期及更年期如何影響妳的避孕選擇呢？這裡來談談妳應該知道什麼。

避孕是否會延遲或加快
更年期前期及更年期呢？

　　不會，但某些類型的避孕方式可能會改變妳的經期，而這通常是更年期前期的早期徵兆。

我正處於更年期前期：
這代表我可以停止避孕嗎？

　　若妳認為更年期前期及更年期的到來預告妳不必再使用避孕藥、避孕針或植入式避孕器，這也是可以諒解的。我們的生育能力從三十幾歲開始衰退，但請務必記住，只要妳還有月經，無論經期是否固定，妳都可排出卵子（排卵）。

　　若妳希望在更年期前期及更年期時避免無法預期的的懷孕狀況，那妳仍然需要避孕。荷爾蒙補充療法通常不能取代避孕：它包含的荷爾蒙濃度低，因此無法作為避孕方式。然而，某些類型的荷爾蒙補充療法可作為避孕方式，像是使用

蜜蕊娜避孕器（Mirena® coil）搭配雌激素的女性。[1]

現行指引建議低於五十歲的女性應在最後一次經期之後進行至少二年的避孕措施；若年長於五十歲的女性，則建議在最後一次經期後進行至少一年的避孕措施。

避孕知識總複習

大多人選擇在人生較晚的階段生孩子──2017年，英國威爾斯幾乎有四分之一的新生兒（22.4%）由超過三十五歲的母親所生。[2]但若妳希望避免懷孕，有許多種避孕的方式可供選擇。

- **障礙避孕法（barrier methods）**：包括男性保險套、女性保險套、避孕隔膜及子宮帽。障礙避孕法在使用上沒有年齡限制。如果妳正處於一段較新的感情，或有

1　Faculty of Sexual and Reproductive Healthcare (2017,amended 2019), 'FSRH Clinical Guideline: Contraception for women aged over 40 years', www.fsrh.org/standards-and-guidance/documents/fsrh-guidance-contraception-for-women-aged-over-40-years-2017

2　Office for National Statistics (2019), 'Birth characteristics in England and Wales: 2017', www.ons.gov.uk/peoplepopulationandcommunity/birthsdeathsandmarriages/livebirths/bulletins/birthcharacteristicsinenglandandwales/2017#:~:text=The%20average%20age%20of%20first,or%20subsequent%20births%20in%202017

性傳染病風險的話，那麼使用障礙避孕法相當重要。

- **絕育（Sterilization）**：對於從來沒有想要小孩，或不會再生小孩的人來說，這是永久性的避孕方法。絕育能阻隔精子及卵子相遇。[3]對於女性來說，代表的是切斷、夾緊或堵住輸卵管，避免卵子從卵巢運送到子宮。輸精管結紮（男性絕育）相當安全，通常手術較為快速及簡單，但女性絕育（輸卵管結紮）通常帶有較多風險。且月經不會因此改變或停止，所以妳或許會覺得長效避孕方式較為適合，因為它對妳的月經有其它的效益，如下所述。

- **複合口服避孕藥**：此藥物包含雌激素及黃體素。這是年輕女性的熱門選擇，但對於超過四十歲的女性來說，使用複合口服避孕藥通常需要非常審慎的考量。若女性超過四十五歲，且有吸菸或過重的狀況，則應避免服用。若是體態良好且健康的女性，沒有任何心血管危險因子或偏頭痛的話，則服用此藥物對於調節月經及減少月經量大的狀況有相當的助益。它也可以

---

3 Family Planning Association/FPA (2015), 'Your guide to male and female sterilisation', www.fpa.org.uk/sites/default/files/ male-and-female-sterilisation-your-guide.pdf

在治療更年期症狀時取代荷爾蒙補充療法，並避免五十歲以下的女性罹患骨質疏鬆症。不過，由於其內含的荷爾蒙是合成的，因此實際上會比荷爾蒙補充療法有更多的風險。

- **單方黃體素避孕藥（progestogen-only pill）**：也被稱為「迷妳丸」，這比起口服避孕藥的風險更少，且只要有避孕需求，任何年齡都能服用。服用此藥時，月經可能變得不規律，停止或變長。有時此藥物對於量大且伴隨疼痛的月經也有幫助。

- **肌肉及皮下避孕針**：每三個月需注射一次黃體素。避孕針可用於月經量大的治療，對於忘記每日服用避孕藥的人來說也是好的選擇。但若妳有骨質疏鬆症的其他風險因素，則應考慮其他方式；若妳已年滿五十歲，妳可能需要考慮較低劑量的避孕方式（譬如單方黃體素避孕藥或植入式避孕器），因為避孕針可能會造成女性骨密度低的狀況。

- **植入式避孕器**：此為植入上肢皮下的小型塑膠棒，能釋放黃體素，並可持續三年。此植入式避孕器的出血狀況不一：可能造成月經不規律、停止、或經期較長。不過，此植入式避孕器對於量大且伴隨疼痛的月經可能有幫助。

- **避孕環：** 目前有兩種避孕環。子宮內避孕器（含銅避孕環）不含荷爾蒙。若在四十歲之後植入，則可留在體內直到更年期後。含黃體素子宮內避孕器（蜜蕊娜避孕器）含有少量的黃體素，將會逐漸於體內釋放。在更年期前期，這可能是相當有用的裝置，它主要有三種用途——可作為避孕方式、月經量大的治療（有一半的女性使用避孕環後月經停止）及提供荷爾蒙補充療法的黃體素。每五年需要更換一次。

我可以在進行荷爾蒙補充療法並同時避孕嗎？

障礙避孕法、單方黃體素避孕藥、避孕針及植入式避孕器均能在進行荷爾蒙補充療法時安全使用。使用蜜蕊娜避孕器作為荷爾蒙補充療法的女性，則不需要額外避孕。

複合口服避孕藥內的荷爾蒙會造成每月的消退性出血（withdrawal bleeding），看起來跟月經一樣。若妳正在使用單方黃體素避孕法，像是單方黃體素避孕藥、植入式避孕器、避孕針或蜜蕊娜避孕器，妳可能完全不會有任何月經。

我在採取避孕措施時，
要如何分辨自己是否為更年期前期或更年期？

請留意任何症狀，並進行血液測試，確認妳的濾泡刺激素濃度，都能協助妳確認需要避孕多久。妳的醫生應該能進行此措施。若妳的濾泡刺激素濃度升高，且妳未滿五十歲的話，妳應該繼續採取避孕措施兩年的時間，若妳已年滿五十歲，則應採取一年的避孕措施。

請注意，若妳正在服用任何複合避孕藥，妳需要在血液測試之前停止服用至少六星期，因為該藥物可能會影響結果的準確性——但在此期間請採取其他適當的避孕措施。避孕針中高劑量的黃體素也可能會影響測試結果。

我需要持續避孕多久？

目前普遍的共識是，女性在五十五歲時停止避孕是相對安全的。在此年齡之後，自然受孕的狀況極其罕見，即便對於仍有月經的女性來說也是如此。

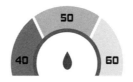

第 2 章
會發生什麼事：
妳應該了解的常見症狀

更年期前期及更年期不只有熱潮紅及經期改變。

雌激素不僅會調節我們的月經週期，我們的身體細胞充滿了雌激素受體，而細胞也使用此荷爾蒙維持正常的機能。因此雌激素濃度降低時會引發多種症狀。黃體素會影響月經週期，而我們的身體也會因為黃體素濃度改變而受到影響。

妳可能會感到驚訝的是，睪固酮也會影響更年期前期及更年期。雖然妳可能會認為睪固酮是專屬於「男性」的荷爾蒙，此階段的睪固酮濃度改變會導致女性情緒、能量水平及性驅力（sex drive）相關的問題。

在本章中，我將會帶妳探討更年期前期及更年期最常見與較少為人所知的症狀，向妳解釋這些症狀可能帶給妳的感受，以及這些症狀為什麼會發生。

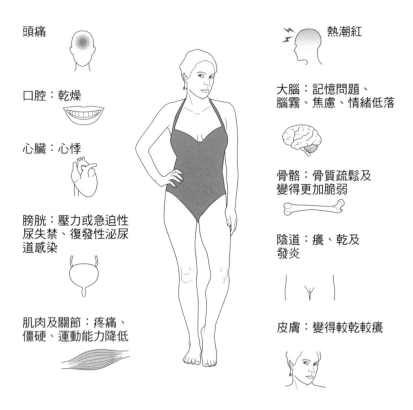

頭痛

口腔：乾燥

心臟：心悸

膀胱：壓力或急迫性
尿失禁、復發性泌尿
道感染

肌肉及關節：疼痛、
僵硬、運動能力降低

熱潮紅

大腦：記憶問題、
腦霧、焦慮、情緒低落

骨骼：骨質疏鬆及
變得更加脆弱

陰道：癢、乾及
發炎

皮膚：變得較乾較癢

更年期前期及更年期的相關症狀及變化

更年期前期及更年期的症狀

　　妳可能會經歷一些常見與令人驚訝的症狀，我們將在此
探討背後成因。

經期改變

如同我們前一章討論過的，不穩定的月經通常是更年期前期的第一個徵兆。這時的月經量可能變少或變多，經期可能有變化或根本沒來。

請記住，更年期前期及更年期的主要差別是，雖然在更年期前期時經期會有改變，但是只要妳連續十二個月沒有月經，則代表妳已進入更年期。

熱潮紅

這是典型的更年期症狀，也是最常見的症狀，它影響了四分之三的女性。[1] 熱潮紅可能會在任何時候突然發生，遍布臉、胸部及身體。也可能伴隨其他症狀，像是出汗、眩暈，甚至是心悸。

- **為什麼會發生？** 確切發生原因不明，但有些人認為，這是因為雌激素濃度下降，導致調節體溫的去甲腎上

1　Women's Health Concern (2015), 'The Menopause', www.womens-health-concern.org/ help-and-advice/factsheets/menopause

腺素（noradrenaline）受到影響。雌激素也會直接影響大腦的體溫調節區。

- **每天幾次熱潮紅算是「正常」？** 隨著妳閱讀本書，妳可能會發現對於更年期前期及更年期來說，很少有所謂的「正常」。就像我們無法預測妳的更年期會持續多久一樣，症狀的嚴重程度也因人而異。症狀通常會隨著時間變化。熱潮紅可能每週或每天會發生幾次。最嚴重的情況下，可能每小時發生一次。而持續的時間也會有所不同。在某些女性身上可能只會持續片刻，但在其他女性身上，則可能持續了數分鐘。

盜汗

跟熱潮紅非常相似，但是伴有出汗，對於更年期前期及更年期女性來說，盜汗是睡眠障礙的主要原因。就跟熱潮紅一樣，改善荷爾蒙缺乏的狀況應該能減緩盜汗的症狀──妳可以在第七章看到睡個好覺的其他小訣竅。

疲倦及睡眠障礙

雌激素及睪固酮對於良好的睡眠品質來說非常重要，因

此許多女性在更年期前期及更年期睡眠品質都不好。其他像是盜汗等症狀，也會影響睡眠並且引發這些反應。

請參考第七章了解睡眠障礙的原因，以及妳可以怎樣緩解它。

情緒低落、焦慮及情緒波動

這些都是極常見的症狀，也是大部分來到我診所的女性難以應對的症狀。有許多女性告訴我，他們前一分鐘感覺好好的，下一分鐘就會哭泣或陷入無法控制的憤怒中。

- **為什麼會發生這種情況？**雌激素、黃體素及睪固酮濃度的浮動都有可能導致包含情緒低落、易怒甚至極端憤怒的症狀。這些都是常見的問題，所以常被診斷為臨床憂鬱症，而本書中有一整章專門探討更年期及心理健康的問題（參見第六章）。

「腦霧」

許多女性以此詞彙概括記憶力及集中力衰退等認知問題。妳可能會發現自己忘記名稱、無法專心在工作上，或就

是感覺到「腦霧」。這個症狀真的會影響女性的工作——我知道有女性因為認為自己患有失智症而辭職，但其實這只是因為他們的荷爾蒙濃度變低而造成腦霧的狀況。

- **為什麼會發生這種情況？**要維持大腦重要機能運行（如記憶及認知），荷爾蒙是相當必要的。當荷爾蒙濃度耗盡或降低時，通常會導致影響記憶的症狀。其他症狀（如疲倦及睡眠不良）也會讓腦霧的狀況變得更糟。

關節疼痛——為什麼妳需要注意骨質疏鬆症的風險

女性時常抱怨關節（骨頭交會處）痠痛的狀況。雌激素對於提供關節潤滑及防止發炎來說非常重要，因此缺乏雌激素可能會導致痠痛。

我們的骨骼是活的組織，為了盡量維持健康，我們的一生中，骨骼會不斷改變。妳的身體中，有細胞會不斷替換新的骨骼（成骨細胞，osteoblast），而其他的細胞則會替換掉舊的骨骼（蝕骨細胞，osteoclast）。

在三十歲左右之前，妳的成骨通常會比蝕骨多。不過，在更年期時，蝕骨發生的速率會比成骨快上許多，導致骨質流失。

在更年期的前五年，大約有10%的女性會有骨質流失的狀況，這提升了骨質疏鬆症的風險，此疾病將會弱化妳的骨骼，使其更容易斷裂。其他骨質疏鬆症的風險因素包括該病症的家族病史、使用某些藥物（如類固醇），以及身體質量指數（BMI）較低。

BMI是使用身高及體重計算的公式，用於確認體重是否處於健康的範圍；低於18.5則通常被視為太低。其他骨質疏鬆症的風險因素包括經常性的吸菸及喝酒。

若妳被診斷出骨質疏鬆症，醫事人員應該能提供妳治療選項，包括荷爾蒙、能減緩體內骨質疏鬆速度的藥物雙磷酸鹽（bisphosphonates），或鈣質及維他命D補給品。

心悸以及心血管疾病的長期風險

短期來說，更年期前期及更年期會導致心悸，也就是妳覺得心臟比正常狀況跳得更快。心悸的症狀有時候會在熱潮紅發生時出現，通常是荷爾蒙起伏不定所造成的，但若妳對這些症狀有顧慮，建議妳去看醫生。

- **為什麼女性的心血管疾病風險會增加？**心血管系統包括心臟、動脈、血管及血液。雌激素會減少血管壁脂肪斑（fatty plaque）的生成，避免動脈狹窄導致血液及氧氣難以輸送至重要維生器官。雌激素也能協助控制膽固醇含量。更年期前期及更年期之後，雌激素低下將導致女性更容易罹患心血管疾病，導致心臟病、中風及血管性失智症的的風險增加。處於早發性更年期且未接受荷爾蒙補充療法的女性，有更高的心血管疾病及骨質疏鬆症風險，因為他們處於低雌激素濃度的時間較長。

偏頭痛加劇

女性因偏頭痛所苦的機率是男性的三倍：[2] 中度至嚴重偏頭痛，通常對頭部其中一側造成影響。常見的類型包括：**有預兆偏頭痛**──在偏頭痛開始前出現類似示警的症狀，包括閃光、眩暈、頭暈或刺痛感；**無預兆偏頭痛**──是最為常見的類型，偏頭痛在沒有任何特定警示的狀況下發生；

2　World Health Organization and Lifting the Burden (2011), 'Atlas of headache disorder and resources in the world2011', www.who.int/mental_health/management/who_atlas_headache_disorders.pdf?ua=

無症狀偏頭痛 —— 有預兆或其他偏頭痛症狀，但是沒有發展成頭痛。

- **為什麼會發生這種情況？**荷爾蒙改變，特別是雌激素濃度下降，都會引發某些女性的偏頭痛狀況。在年輕女性身上，通常在經期前一或二天發生，對於服用複合口服避孕藥的女性來說，也有可能在 7 天的停藥時間發生。

　　無預兆偏頭痛主要是被更年期前期及更年期時的雌激素濃度下降所影響。無預兆偏頭痛在此時常階段變得更頻繁且嚴重，甚至妳的月經可能跟著變得量變大且不穩定。反之，有預兆偏頭痛通常會在體內有較高濃度的雌激素時發生，譬如孕期或正在服用複合口服避孕藥時。當妳第一次接受荷爾蒙補充療法，妳可能短期之內會有偏頭痛狀況加劇或頻繁的狀況，因為妳的身體正在適應增加的雌激素濃度，但在適應之後，偏頭痛的狀況通常就會改善。

　　偏頭痛也可能伴隨其他症狀，像是熱潮紅、盜汗、睡眠品質不佳及情緒波動。在正常的更年期後，偏頭痛的頻率通常會減少，因為體內引發頭痛的荷爾蒙逐漸適應了，雖然這可能得花上好幾年。

體型及體重改變

　　女性可能因為荷爾蒙改變、疲勞、壓力而引發安慰性進食（comfort-eating），這代表在更年期前期及更年期時，體重增加是相當常見的。

　　我們的身體儲存脂肪的方式也改變了。年輕時，脂肪通常分布在臀部及大腿，之後則愈來愈集中在身體中間（也就是所謂的「腹部贅肉」）。[3]

　　我們的身體逐漸意識到子宮的雌激素濃度正在下降，因此必須從脂肪細胞生產的雌激素中尋找荷爾蒙來源。身體因此試著透過囤積脂肪來創造更多雌激素。因為身體試著在脂肪細胞中儲備雌激素，所以許多女性會發現自己在腰部有更多的脂肪。

　　更年期的女性對於葡萄糖（糖類）也有不同的反應，且有較高風險罹患胰島素阻抗，而胰島素正是協助身體將葡萄糖轉換為能量的荷爾蒙。

　　這可能會提升第二型糖尿病（Type 2 diabetes）以及體重增加的風險。

　　更年期前期及更年期階段，睪固酮濃度降低也會減緩我們的新陳代謝，讓脂肪更難轉移。睪固酮

3　S. R. Davis, C. Castelo-Branco, P. Chedraui et al. (2012), 'Understanding weight gain at menopause', *Climacteric*, 15(5), pp. 419-29

濃度降低也會導致肌肉量及精力下降，進而降低妳的基礎代謝率。

　　這代表即便妳攝取的營養跟更年期前期之前完全一樣，妳將燃燒的卡路里卻變得更少。[4]

胸部的改變

　　妳可能會注意到胸部的大小及形狀會有所改變，也會變得更加柔軟。在更年期前期及更年期時，胸部內腫塊會變得更加常見。這通常不需要過度擔憂，但如果妳非常擔心的話，可以向醫事人員諮詢。

- **為什麼會發生這種情況？** 雌激素濃度下降會影響女性胸部的哺乳系統，造成腺性組織脫水及縮小的狀況。胸部將開始變得不再渾圓，且可能開始下垂。

皮膚變化

　　皮膚問題是令人煩惱且常見的更年期前期及更年期症

4　Z. Hodson and L. Beveridge (2020), *Newson Health: Changing body shape during menopause (booklet)*, www.menopausedoctor.co.uk/media/files/ Booklets-with-copyright/ Changing-Body-Shape-During-the-Menopause.pdf

狀。女性通常抱怨自己的皮膚變得更緊、更乾，且看起來沒有光澤。細紋會變得更加明顯，某些女性開始重新長出年輕時的痘痘。但其實不只是皮膚，我們的臉部也會受到影響。許多女性在全身的皮膚都會感到無法忍受的乾癢。某些女性可能會體驗到更令人不舒服的「皮膚蟻走感」（formication）——就像螞蟻爬在皮膚上（或皮下）一樣。

- **為什麼會發生這種情況？** 大部分皮膚內的細胞都有雌激素受體。雌激素在我們的皮膚中有四個主要的作用：

1. 雌激素會刺激皮脂腺（sebaceous glands）的分泌物，也就是**皮脂（sebum）**，能讓我們的皮膚保持潤滑及濕潤。

2. 它也能分泌**玻尿酸（hyaluronic acid）**，也就是一種皮膚表面下方真皮層的膠狀物質。玻尿酸是一種保水膜，能保持水分，讓皮膚看起來飽滿、減少細紋及乾燥的狀況。

3. 雌激素會產生**神經醯胺（Ceramide）**一種能將皮膚表皮層結合在一起的油脂或油，使皮膚能保持水分，並在受到刺激時得以受到保護。

4. 雌激素也會形成**膠原蛋白**，這種結締蛋白質能提供皮膚結構緊緻及保持韌性。

在更年期前期及更年期時，雌激素濃度下降，代表膠原蛋白及皮脂、玻尿酸及神經醯胺等天然保濕劑的濃度也會下降，因此我們的皮膚變得又乾又不舒服也就不出所料。某些女性發現自己在更年期前期及更年期時，皮膚變得更油，也開始長了更多的斑。當睪固酮變化，造成皮脂過度分泌時，就會發生毛囊堵塞及龜裂的狀況。

在更年期前期及更年期時照顧妳的皮膚

　　沙傑・拉傑帕博士（Dr Sajjad Rajpar）是皮膚科醫生，也曾經作為我 Podcast 節目的來賓（Podcast 網址：www.menopausedoctor.co.uk/podcasts）並提供以下的建議。

- 照顧妳的雙手：使用如適樂膚（CeraVe）等品牌的溫和潔膚乳，價格不貴，對皮膚也比較好。每次妳洗手或身體時，輕保濕乳液也可取代肥皂來清潔妳的皮膚並補充水分。
- 把浴室中的沐浴刷丟掉：避免擦洗乾癢的皮膚——妳在刷洗時會除掉油脂，同時刺激釋放組織胺（histamine），造成更癢的狀況。

- 擦防曬乳：黑色素主要保護皮膚免於紫外線傷害，而雌激素濃度下降代表產生黑色素的細胞也會減少。因此更年期皮膚更容易受到紫外線傷害。擦高係數的防曬乳，最好是SPF50。

頭髮變化

某些女性會發現自己在更年期前期及更年期時，頭髮變得較乾、較細，且較不光滑。其他女性則發現臉上的嘴唇及下巴附近長了明顯的臉毛，對他們的自尊造成影響。

- **為什麼會發生這種情況？**缺乏雌激素會造成頭髮的質地改變，頭髮變得更容易斷裂。當雌激素濃度下降時，雄性激素（androgen，形容男性荷爾蒙的名詞）有時候會變得顯著。荷爾蒙的不平衡，會造成毛囊縮小、毛髮變細，也可能跟臉毛有關。

在更年期前期及更年期時照顧頭髮的訣竅

馬修．柯提斯（Matthew Curtis）是位頂尖的美髮師，他提供了以下建議。

許多女性都發現改變使用的美髮產品，對頭髮的質地及生長具有正面的效果。定期進行頭皮護理

可以促進新髮生長，並改用鬃毛刷以減少頭髮的張力。許多女性仍在使用的舊款吹風機會烘乾頭髮，導致失去水分及變得乾燥。若能換成可以更改溫度設定或甚至有智慧感應器的吹風機，會對許多女性相當有助益。

雌激素及新冠病毒（COVID-19）：妳需要知道的事

新冠病毒疫情應該是大家有記憶以來最具破壞性的健康危機，影響我們生活的各個層面。在疫情前期的狀況，男性在新冠肺炎重症及死亡率上很明顯比女性更具風險。

為什麼會有這樣的狀況？有愈來愈多的證據顯示，這是因為女性身體中雌激素的保護效應。

雌激素如何保護女性不受感染

我不僅有醫學學位，還取得免疫學學位，且多年來，我一直深深著迷於雌激素協助我們身體對抗感染的特性。現在我們知道雌激素對於我們身體（包括情緒、骨頭及心血管系統）的保護特性。

我們體內的所有細胞中也有能抗感染的雌激素受體，稱為免疫細胞。雌激素的作用是提升免疫細胞的數量、基因編程（genetic programming）及壽命。它也能控制細胞激素（cytokines）——免疫細胞應對感染而製造的化學物質。這非常重要，因為當細胞激素大量聚積時（此現象稱為「細胞激素風暴」），可能導致器官及組織損壞。細胞激素風暴一旦形成，就幾乎覆水難收了。

就新冠肺炎而言，雌激素能調節並減少生成細胞激素，包括一種稱為白血球介素-6（Interleukin 6）的細胞激素。進而降低生成細胞激素風暴的風險，並減少組織損害，特別是呼吸系統特別容易受到新冠肺炎感染而更脆弱。上述現象代表這些化學物質不會損害健康的細胞。此外，有了雌激素，免疫細胞在對抗新冠肺炎感染時能更有效運作。這可能是新冠肺炎對於女性的致死率低於男性的原因。

雌激素也能防止稱為血管收縮素轉化酶（ACE）的酶損害心臟、肺、腎臟、神經系統及腸道。

有哪些證據顯示
雌激素能協助對抗新冠肺炎？

在撰寫本文時，對於新冠肺炎及雌激素間連結的相關研

究仍在進行中，因為不幸的是，女性的健康通常不是優先的研究主題。不過，一份針對來自十七個國家、將近 70,000 位確診新冠肺炎的電子健康紀錄分析顯示，正在進行荷爾蒙補充療法的女性死於新冠肺炎的機率，比起未進行荷爾蒙補充療法的女性低了 50%。[5]

那「長新冠」呢？

長新冠代表確診新冠肺炎，且症狀維持超過六週的人。[6] 研究證明，若後更年期女性確診新冠肺炎，則她的感染可能會更加嚴重。[7]

五十多歲的女性是長新冠最大的受害者，事實上長新冠

5　U. Seeland, F. Coluzzi, M. Simmaco, C. Mura, P. E. Bourneet al. (2020), 'Evidence for treatment with estradiol for women with SARS-CoV-2 infection', *BMC Medicine*, doi:10.1186/ s12916-020-01851-z

6　National Institute for Health and Care Excellence (NICE)(2020), 'COVID-19 rapid guideline: Managing the long-term effects of COVID-19', www.nice.org.uk/ guidance/NG188

7　N. Nabavi, 'Long covid: How to define it and how to manage it' (2020), *British Medical Journal*, www.bmj.com/content/370/bmj.m3489; C. H. Sudre, B. Murray, T. Varsavsky, M. S. Graham, R. S. Penfold, R. C. Bowyer et al. (2020), 'Attributes and predictors of Long-COVID: Analysis of COVID cases and their symptoms collected by the Covid Symptoms Study App', doi.org/10.1101/2020.10.19.20214494

有許多症狀都與更年期前期相近，像是疲倦、關節疼痛和僵硬、情緒變化、焦慮及腦霧。新冠病毒也很有可能直接影響卵巢運作以及產生荷爾蒙的方式。

某個針對確診新冠肺炎 1,294 位女性的研究發現，四分之三的受訪者回報，他們確診新冠肺炎後的經期改變了；在經前或經期間，當荷爾蒙濃度最低時，他們的症狀甚至會加劇。

英國已設立長新冠的專科診所，以幫助受長新冠影響的患者。我相信女性來到這些診所，或世界上其他類似診所時，都應該被徵詢自己是否為更年期前期或更年期，並賦予適當的治療，通常就包括荷爾蒙補充療法。這可能會改善他們的許多症狀與往後的健康。

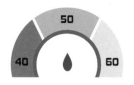

第 三 章
聚焦在為人避談的症狀

　　身為具有將近三十年臨床經驗的醫事人員及一位女性，我在談論我們的身體時很少有驚慌失措的狀況。大部分更年期前期及更年期的建議都著重於像是熱潮紅這種廣為人知的問題上，而許多症狀都被認為太過尷尬或難以啟齒。

　　我知道某些症狀 —— 無論是陰道乾燥或低性驅力 —— 都不是妳能自在地與家人在晚餐餐桌上談論，或在酒吧內與朋友提起的事。妳可能甚至無法跟醫事人員談論這些症狀。我知道這不是件簡單的事。但若要針對這類症狀進行適當的治療，妳就不應該忽略它們，而應該加以面對及討論。在本章中，我們會揭開這些所謂「尷尬」症狀的面紗：為什麼會發生這些症狀、症狀的端倪，以及最重要的是，若妳發生了這些症狀，妳可以怎麼做。

陰道乾燥

　　雌激素是天然的潤滑液，能保持陰道及陰唇健康。所以

在更年期前期及更年期時，雌激素濃度降低，造成這些組織變薄，使陰道及周圍的組織乾癢及紅腫。

陰道乾燥或萎縮性陰道炎（atrophic vaginitis 或 vaginal atrophy）是常見用於形容這些症狀的名詞，但問題通常不只如此。當大部分的人談到陰道時，他們常常指的是陰唇——也就是女性的外生殖器。陰道是從外陰部及內外陰唇到子宮頸的短通道，具有肌力及彈性。

陰道乾燥會讓妳在行房時可能不舒服。但它不只對於性活躍的女性造成困擾——它也會影響日常活動，像是妳選擇穿的衣服或內衣，以及妳能坐多久。騎腳踏車或甚至走路都有可能不舒服且痠痛。

對於其他女性來說，只有在組織被拉扯，像是性愛或使用棉條時才會產生不適感。但妳可能在任何時間都會有間歇性或持續的疼痛，無論妳在做什麼。這是因為陰道周圍的組織除了變乾，也變得更沒有彈性，無法再像之前一樣輕易地伸展。

這該如何治療呢？

不幸的是，這些症狀在更年期結束後會持續，或甚至才開始，所以找出長期的治療方式相當重要。

荷爾蒙補充療法能協助改正荷爾蒙失調的狀況，且通常能緩解症狀（更多相關資訊請參閱下一章），另一個有效的療法是直接在被影響的部位導入雌激素，通常稱為「局部雌激素」。這跟荷爾蒙補充療法的雌激素是不同的成分；陰道雌激素療法可以長期安全地進行，不僅沒有任何相關風險，也可搭配荷爾蒙補充療法共同進行。

局部（陰道）雌激素可經由醫師處方進行，直接從陰道及周邊部位吸收雌激素的方式主要有以下三種：

1. **陰道栓劑（Pessary）**：針對陰道雌激素最常見的選擇就是使用陰道栓劑（內含稱為雌二醇的雌激素）。這是一顆小藥錠，通常可透過塗藥器放進陰道中。在治療的前二週，每天都須投藥一次，之後則是每週投藥二次。女性通常會在晚上使用陰道栓劑，這樣才能保持在陰道中數小時。若每週二次投藥還無法改善症狀，在醫事人員的建議下可以更頻繁地使用。

   有些陰道栓劑內含的是另一種稱為雌三醇的雌激素，其較為溫和、劑量較低。這類的雌激素看起來像是蠟做的小子彈。不過雌三醇溶解後可能會有排出的狀況。經接受此治療的女性通常建議前三週每天都使用一次陰道栓劑，之後則每週使用二次。

　　另一種陰道栓劑則含有DHEA（脫氫表雄酮，Dehydroepiandrosterone）這種我們能身體自然分泌的荷爾蒙。一旦將其放在子宮裡，DHEA陰道栓劑就會轉化為睪固酮及雌激素。使用時，可選擇使用或不使用塗藥器，正常的劑量則為每晚一顆陰道栓劑。

2. **乳膏或凝膠**：雌激素乳膏通常需要持續二週，每日塗抹在陰道內，之後則每週二次。可用塗藥器將乳膏塗抹於陰道，或用指尖塗抹在外陰部周圍。某些女性則偏好使用凝膠；這選項劑量較低，且通常需搭配塗藥器使用。通常前三週需每天塗藥，之後則每週二次。

3. **雌激素環**：雌激素環是一種柔軟、具彈性，且可放進陰道的的矽膠環。它能穩定地釋放雌二醇，且通常每三個月需要汰換一次。其劑量比雌激素陰道栓劑稍高一些。妳可以自行放入雌激素環，或請醫事人員協助。在性愛進行時，女性可將雌激素環留在體內，或依據個人偏好自行取出再放入。

4. **陰道保濕霜及潤滑液**：這些產品不含雌激素，但可以讓組織保持水分並感覺不那麼痠痛。保濕霜可提供整日的舒緩，且相當持久，因此妳可能只需要每二或三天擦一次。很重要的是，無論妳使用哪種潤滑液或保濕霜，該產品都必須與妳陰道酸鹼平衡，且不會造成

任何發炎或惡化症狀。通常建議在使用前先進行皮膚測試，若妳感到任何刺痛、灼熱感或搔癢，妳應該馬上將它洗掉。

如果妳知道妳的陰道或膀胱較為敏感，最好避免含有甘油或乙二醇的潤滑液。如果妳發現妳使用的潤滑液或保濕霜會影響妳的陰道症狀，那妳應該改使用其他產品。有些潤滑液或保濕霜公司會寄樣品讓妳適用，這是很棒的點子，因為在妳找出適合妳的產品前，妳可能需要試用過幾個品牌。

有些潤滑液及保濕霜則帶有香精、染劑及香料，可能會被皮膚吸收，造成過敏反應及發炎。部分潤滑液則含有化學物質，讓生殖部位有刺痛／涼爽的感覺，提升妳性愛的快感。不過，這類產品可能會造成症狀加劇，因此通常建議避免使用。

若妳用保險套避孕，且性愛時會用潤滑液的話，最好使用水性的潤滑液，才不會溶解保險套的乳膠。

泌尿、膀胱及陰道問題

大家都知道懷孕、生產及老化都會弱化骨盆底層（pelvic floor）──此支撐肌群能協助保護我們的腸道、膀胱及子宮，

也會影響性愛的感覺。雌激素則能協助維持骨盆底層的健康，代表更年期前期及更年期的荷爾蒙改變也會影響妳的骨盆底層。

在妳更年期前期或更年期時，妳可能會第一次出現以下的症狀，或加劇妳原本就有的問題。

膀胱問題

- **應力性尿失禁**：咳嗽、打噴嚏、抬舉或運動時會漏尿。有這些問題的女性可能會更頻繁地排尿，但這樣會讓問題惡化。遲早妳的膀胱能容納的尿會變得很少，妳就必須更頻繁地排尿。
- **急迫性尿失禁**：當想要排尿的欲望變得太強烈，使妳在到廁所前就漏尿了，這就叫做急迫性尿失禁。
- **夜尿症（Nocturia）**：必須在晚上起床去上廁所。
- **泌尿道感染（UTI）**：有些女性可能容易有泌尿道感染，導致需要更頻繁地排尿，且伴隨灼熱感和腹痛。這些症狀也會在沒有實際感染時發生，可能是組織內雌激素濃度較低所導致。有些女性則發展出復發性泌尿道感染，也就是在過去六個月發病二次以上，或過去十二個月發生超過三次的泌尿道感染狀況。

陰道問題

- 性快感缺失或性愛時感到疼痛
- 脫垂（prolapse）：感到壓力、沉重或向下突出。

這些症狀該如何治療？

若妳正因復發性泌尿道感染或這些症狀所苦，就有必要請醫事人員協助治療。失禁棉墊及內褲近年來已有所改善，把原先笨重的棉墊改善為較輕薄、美觀的設計。但漏尿或尿失禁的現象，在女性人生的任何階段都不應該被認為是常態而被接受。

第一步就是著重在妳的骨盆底層肌肉，使它重新獲得力量（請參考下一頁的運動）。只要妳有點耐心，就可以透過骨盆底層運動重新獲得肌力，這些運動都可以在家裡做。

如果妳對任何陰道或泌尿症狀感到擔憂，請不要靜靜地承受。請醫事人員將妳轉診給骨盆底層物理治療師，協助妳評估妳問題的嚴重性，並針對妳設計專屬規劃。

除此之外，使用陰道雌激素或荷爾蒙補充療法（或通常兩者同時使用）來補足較低的雌激素濃度會相當有助益，而且也能改善這些症狀。

如何進行骨盆底層運動

妮寇拉・莫爾肯（Nicola Mulkeen）是位骨盆底層物理治療師，她建議可進行以下運動。

1. 舒服地坐著，雙腳放在地上，透過幾次的深呼吸及吐氣，跟自己的呼吸連結。
2. 當妳吐氣時，以拉拉鍊的方式同時擠壓並由下方往前抬自己尿道所在部位。這些運動可能需要一些時間來習慣，所以可以頻繁但少量地嘗試。
3. 往前抬至定點後，維持姿勢，默數十秒，再慢慢地放鬆。重複做十次。
4. 再來試看看更快速的練習：快速地抬舉並擠壓，然後完全放鬆。重複做十次。

我們快、慢運動都做，是因為骨盆底層有兩種肌肉，稱為「慢縮肌纖維」及「快縮肌纖維」。要面對應力性尿失禁這類的問題，我們需要肌肉快速反應，因此快速運動就能派上用場，而慢速收縮則能提升耐力及持久力，協助我們度過一整天。

一旦妳對這些運動上手了，試著每天進行這兩種版本的運動三到四次。

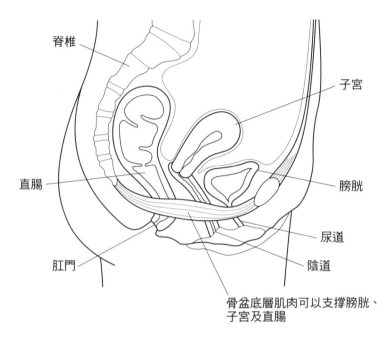

骨盆底層肌肉可以支撐膀胱、
子宮及直腸

骨盆底層

性驅力降低

雌激素及睪固酮濃度降低會直接影響性慾，要引發性欲變得更加困難。疲勞也是讓性驅力急速下降的原因之一。當我們步入中年，我們忙碌的工作以及養育責任，很容易讓性愛被暫擱在旁。許多女性跟我說：「我不想要性愛」或「我提早上床睡覺時，我不希望我的伴侶靠近我。」

性慾不只跟荷爾蒙有關 —— 它也攸關女性如何看待自己。這也跟低自尊、體重增加及易怒等心理因素有關。如果妳失去了自信，感到疲勞和焦慮，妳可能根本不會想到性愛這件事。對於某些女性來說，被伴侶觸摸或牽手都會引發熱潮紅，這對於親密關係來說沒有什麼幫助。

陰道乾燥也是另外一個主因，會讓插入式性行為變得不舒服又痛苦。就算女性很有性慾，但在發生關係時，也可能造成生理的極度不適。

為什麼性愛仍然很重要

在我的診所中，大部分與我談過的女性已經至少有一、兩年沒有發生關係了 —— 這不是因為他們不想，而是他們的身體沒有辦法。許多女性在更年期時仍渴望性愛。中年是享受性愛的絕佳時機：孩子都已經搬出去，或妳剛開始一段新關係，而大家通常有較多的性自由。加上在中年時，規律性愛對健康來說有相當重要的益處。它可以降低人們罹患心臟病的可能性，因為性愛是有氧運動，對心理健康、生理健康以及妳的骨盆底層都有幫助。

這該如何治療呢？

對於大部分的女性來說，使用適當劑量和用藥方式的荷爾蒙補充療法會有幫助。通常來說，陰道乾燥會在更年期後持續，像是陰道雌激素等治療方式對重建健康性生活並持續是相當重要的。凝膠或乳膏狀的睪固酮可安全搭配荷爾蒙補充療法或局部雌激素使用。

重新思考如何進行性愛的方式也有幫助：重點不是插入式性行為，而是在觸覺上建立關係。找出最適合妳的治療方式，並給自己一些時間：如果妳已經有好幾年沒有性生活，直接從插入性性行為開始可能會有點嚇人。

在更年期前期及更年期時，如何擁有更好的性愛

珊曼莎・埃文斯（Samantha Evans）曾擔任護理師，並且是喬迪凡（Jo Divine）情趣玩具公司的共同創辦人。她提供了以下建議。

更年期不代表妳性生活的終結。匹茲堡大學在2022年針對3,200名年齡介於四十到五十五歲的女性進行研究，結果顯示超過四分之一的女性（27%）認為中年時的性親密關係非常重要。我相

信真正的數據遠高於此。[1]若妳在最近幾個月或幾年將性生活視為次要，請嘗試下列方法重新開始。

- 重新掌控妳的親密健康：性健康及性愉悅息息相關，所以先釐清妳的生理症狀。假設妳正為陰道乾燥所苦，建議妳跟醫事人員談談局部雌激素等治療來緩解症狀。

  一旦陰道乾燥的症狀已被適當治療，陰道擴張器可以協助重新訓練陰道附近的軟組織以及骨盆底層肌肉。擴張器通常是成套的，妳可以從最小的尺寸開始——通常是棉條的尺寸——感到舒服後再慢慢地換成大尺寸。

  高品質的潤滑液也很必要。妳不該到藥局或超市就從架上拿妳第一個看到的潤滑液，而該仔細看成分。某些潤滑液包含像是甘油或山梨糖醇（Sorbitol）的成分，讓潤滑液變得更滑順，但這些成分可能會造成陰道某些脆弱的組織發炎。

  中性酸鹼平衡的水性或油性潤滑液是更好的選擇，而陰道保濕霜（櫃台販售）則可讓陰道保

1　North American Menopause Society (2020), 'How Important Is Sex to Women as They Age?', www.menopause.org/docs/default-source/press-release/sex-importance-towomen-during-midlife-9-22-20.pdf

持濕潤。

- 溝通：放棄性生活很容易，所以若妳有伴侶，跟他談談吧。協助伴侶了解妳為什麼不想要發生關係，或妳因更年期症狀而較難被激起慾望，也相當重要。給伴侶提供支持的機會──妳可能甚至會發現他對於性愛同樣也有複雜感受。

- 依照妳自己的步調：比起性愛，更重要的是親密感，而牽手或聊天是創造那種親密感的好開始。接吻或擁抱不會自動引導到性愛，除非妳希望朝這個方向前進。

    別再將重點放在插入式性行為，加入更多前戲，讓陰道口的巴氏腺（Bartholin's gland）產生更多的天然潤滑液。這是一對豆子大小的腺體，能分泌液體作為性愛潤滑液。妳可以試試看情趣按摩；或互相自慰也是創造親密感的絕佳方式。

- 投資在小工具上──但請先做好功課：定期的高潮能協助開啟妳的性慾。無論妳是經驗老到的情趣玩具使用者或第一次嘗試，購入小巧的子彈型按摩棒會是一個好的開始。妳也可以在泡澡或淋浴時自己試試看，再邀請妳的伴侶參與。將這些產品看成是妳重燃或維持性生活的投資，而不只是應急的方式。找點樂子吧！

- 別忘了要有保護措施：妳可能正進入剛剛單身或正開始一段新感情的人生階段。若是這樣的話，妳需要採用適當的保護措施，以避免得到性傳染病。

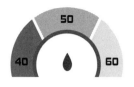

第 四 章

荷爾蒙補充療法及
其他可考慮的治療選項

我們在前述章節討論了更年期前期及更年期的原因、時間及狀況。透過探討影響健康的成因及症狀,我們替妳建立了知識庫。現在我們可以開始看看比較正向的部分:哪些治療能緩解這些麻煩的症狀,並保障妳未來的健康。

在妳的更年期旅程中,找出適當的治療是極大的里程碑,而協助女性在承受數月(甚至數年)的痛苦後重新找回活力,是作為醫生的我感到最棒的部分。在本章,我們會深入探討荷爾蒙補充療法,也就是能改正妳荷爾蒙缺乏的最有效治療方式。我們會詳細地談談有哪些可行的治療類型,其效益及風險 —— 同時我們也會破解某些荷爾蒙補充療法的迷思。

我也會列出來到我門診的女性所詢問的、有關日常生活中進行荷爾蒙補充療法的常見問題,列出清單,讓妳能使治療發揮最大效益。此外,我們也會聽聽看女性們進行荷爾蒙補充療法後大大提升生活品質的相關經驗。

我們也會談談女性無法使用荷爾蒙補充療法作為第一道防護，或選擇不用時，還有哪些治療選項。

什麼是荷爾蒙補充療法？

荷爾蒙補充療法，誠如其名——就是取代妳所缺乏的荷爾蒙的治療。因此，荷爾蒙補充療法能改善妳的症狀，並協助保護因荷爾蒙缺乏對於長期健康造成的風險，包含骨質疏鬆症、心血管疾病、糖尿病及失智症。

荷爾蒙療法包含什麼？

荷爾蒙補充療法一定含有**雌激素**；通常也含有某種**黃體素**，可能是微粒化黃體素（micronized progesterone）或合成黃體素（synthetic progesterone）；對特定女性也會使用**睪固酮**。早期的荷爾蒙補充療法包含懷孕的母馬尿液製成的雌激素。這是「天然的」來源，多年來，我的許多患者都接受這類型的荷爾蒙補充療法，而且一點問題都沒有。

不過更年期藥品更進步了，現在最常見的處方雌激素類型為 17 β-雌二醇（17 beta-estradiol）。這種雌激素類型由蕃薯這種根類蔬菜取得，形式通常是貼片、凝膠或噴劑

（按：亦有口服藥錠）。它被稱為「與人體成分相同的雌激素」，因為它不同於早期的荷爾蒙補充療法，其分子結構跟人體產出的雌激素一樣。我也傾向開立一種稱為微粒化黃體素的新型黃體素，它也是由甘薯取得且與人體成分相同的黃體素。

荷爾蒙補充療法可以從更年期前期及更年期時開始進行。愈早開始這個療法，它就能愈快改善妳的症狀，並強化妳未來的健康。

進行荷爾蒙補充療法的不同方式

荷爾蒙補充療法有數十種不同的組合及劑量，因此剛開始可能會讓人覺得氣餒，但這其實是好事，因為這代表此療法相當具有彈性，可適用於每位女性不同的更年期前期及更年期狀況。荷爾蒙補充療法應由醫事人員根據妳的症狀、年齡、醫療史及個人偏好所開立。

我如何使用雌激素？

雌激素是荷爾蒙補充療法的主要成分，有許多使用方式，包括：

- 皮膚貼片（有點像是小型的OK蹦）
- 凝膠
- 噴劑
- 口服藥錠（雖然最近比較不常被使用）。

已沒有子宮的女性（比如妳已進行子宮切除術）通常使用單方雌激素荷爾蒙補充療法，且通常不需要黃體素。但若妳仍有子宮，除了雌激素，妳也需要黃體素以保護子宮內膜。同時使用雌激素及黃體素被稱為複合式荷爾蒙補充療法。

雌激素藥錠、貼片、凝膠、噴劑有什麼差別？

貼片、凝膠、噴劑稱為「經皮吸收雌激素」（transdermal oestrogen），會直接透過皮膚吸收進入妳的血流。這代表雌激素會繞過妳的肝臟，減少副作用；肝臟會產生凝血因子，因此若妳服用雌激素藥錠，就會稍微升高血栓發生的風險。

若妳有偏頭痛，經皮吸收雌激素也很適合妳，因為它不會產生中風的風險。貼片會穩定提供人體雌激素，因此相當適合對雌激素濃度改變較為敏感的偏頭痛女性。

我要如何使用黃體素？

黃體素（或合成黃體素）成分可透過口服膠囊（微粒化黃體素）或透過將蜜蕊娜避孕器（一種T字形的裝置）置入子宮釋放黃體素來攝取。有需要的話，此避孕器也是相當有效的避孕方式，能持續五年。也有含不同黃體素的藥錠可供選擇。

若妳正在進行複合式荷爾蒙補充療法，通常建議分別使用雌激素及黃體素——舉例來說，雌激素貼片搭配微粒化黃體素膠囊。

有些貼片及藥錠同時含有雌激素及黃體素，但是含有早期的合成黃體素。合成黃體素比較有可能與胸部脹痛、脹氣及情緒波動等副作用有關。此外，若妳的劑量或治療方式需要調整，使用單方複合貼片或藥錠就沒這些彈性。

為什麼我可能需要睪固酮，
以及我該如何使用它？

若女性進行荷爾蒙補充療法幾個月後，仍有疲勞、腦霧或性驅力低下，睪固酮可能有幫助。

　　它可透過局部乳膏或凝膠使用，雖然睪固酮目前在英國仍未取得女性治療的許可，但更年期專科醫師及某些家庭科醫師都正廣泛且安全地使用它。英國國家健康與照顧卓越研究院（The National Institute for Health and Care Excellence，NICE）建議，若荷爾蒙補充療法沒有辦法改善更年期相關的性驅力低下，便可開立睪固酮處方。[1]睪固酮乳膏最近已在澳洲取得許可，希望在其他國家也可以盡快取得許可。

> **在選擇最適合的荷爾蒙補充療法時，有四個關鍵可以思考：**
>
> 1. 妳的年齡
> 2. 妳的醫療史
> 3. 妳的症狀
> 4. 妳的生活方式 —— 貼片是不是比起每日凝膠或噴劑更適合妳？

1　NICE (2015), *Menopause: Diagnosis and management*, NICE guideline NG23, www.nice.org.uk/guidance/NG23

我是否需要進行荷爾蒙血液檢驗
來找出適合的荷爾蒙補充療法類型或劑量？

　　不一定。在診斷女性更年期前期及更年期時，通常不需要荷爾蒙血液檢驗，因為診斷通常僅依據症狀。不過，在開始睪固酮補充療法前，通常會先進行睪固酮血液檢驗，這樣才能知道開始治療前，妳的睪固酮濃度基準為何。不過這不是必要的，因為在更年期前期及更年期時，睪固酮濃度通常會較低。

　　另一個有用的血液檢驗是性荷爾蒙結合球蛋白（sex hormone-binding globulin，SHBG）濃度。使用睪固酮及性荷爾蒙結合球蛋白檢驗結果，醫事人員可計算出妳的「游離雄性激素指標」（FAI）。這些檢驗及游離雄性激素指標應定期重新進行，確保濃度仍維持在典型女性範圍內，才能避免不必要的睪固酮副作用。

　　若妳正在使用經皮吸收雌激素貼片、凝膠及噴劑，測試妳的雌二醇（estradiol）濃度，可以確保妳正吸收的雌激素濃度在適當的範圍。若雌激素濃度較低，代表妳可能需要更高劑量的雌激素，或可能需要改變攝取雌激素的方式。

我該多久進行一次荷爾蒙補充療法？

- 若妳使用的是凝膠或噴劑式的單方雌激素荷爾蒙補充療法，妳應每天使用。貼片通常每週更換二次。
- 若妳正進行複合式荷爾蒙補充療法，且妳已停經，則妳應每天補充雌激素及黃體素。
- 若妳仍有月經，就算月經週期不規律，妳應每日補充雌激素，並在月經後段十二到十四天搭配使用黃體素。這會讓妳每月出血，又稱為「每月週期性荷爾蒙補充療法」（monthly cyclical HRT）。
- 另一種較不普遍的類型為三月期荷爾蒙補充療法（three-monthly cyclical HRT）。妳每天補充雌激素，並每三個月補充兩週的黃體素。這會讓妳每三個月出血一次。
- **備註**：那些在出生時被鑑定為女性，之後選擇變性的人，無論是否使用睪固酮或荷爾蒙補充療法，都應該針對自己更年期的可能狀況，諮詢更年期專科醫師或內分泌科醫生。

生物等同性荷爾蒙補充療法（bioidentical HRT）：
別相信這個炒作

　　妳可能讀過「合成生物等同性荷爾蒙補充療法」，某些醫美或私人診所和網站會提供這種治療。不要把它跟「與人體成分相同的荷爾蒙補充療法」搞混了，合成生物等同性荷爾蒙補充療法被行銷為一種客製化配方的產品。

　　有些人開立合成生物等同性荷爾蒙補充療法，宣稱他們可以透過複雜的血液及唾液檢驗，決定每位女性的需求。這些檢驗結果將用於訂製藥錠、含片及乳膏的劑量或準備工作，而常規產品通常不會包含這些流程。

　　這個趨勢讓我這樣的更年期專科醫師非常擔憂。某些使用於生物等同性產品的荷爾蒙，像是孕烯醇酮（pregnenolone）或 DHEA，都沒有取得可用於女性的許可。[2]

　　2019 年，英國更年期協會（British Menopause Society）發布的共識聲明提到，生物等同性產品並

2　P. Cumming, H. Currie, E. Morris et al. (2015), ‘The need to do better - are we still letting our patients down and at what cost?’, *Post Reproductive Health*, 21 (2), pp. 56-62

沒有跟傳統荷爾蒙補充療法一樣受到管制，且經過嚴謹的安全及效用測試。[3]令人擔憂的是，非更年期專業臨床醫生也能開立生物等同性產品處方，而這些所費不貲的檢驗是否有其必要性，不僅未曾被嚴謹的臨床研究證實過，而且大部分的檢驗都是沒有必要的。

我知道已有許多女性花了數千英鎊在這些療程上，有些人可能已經因為使用劑量過高的睪固酮，因此經歷了手臂及臉部毛髮生長等副作用，或因為黃體素不足，造成子宮內膜增厚，進而導致出血。

我懇求妳：請省下妳的錢，跟妳自己的醫生或更年期專科醫師約診吧。妳通常能進行與人體成分相同的荷爾蒙補充療法，它不僅已獲許可、已註冊，也是受管制的。[4]

妳必須確保任何妳使用的藥物——不管是不是針對更年期症狀——都是安全且符合妳自身狀況的。

3　British Menopause Society (2019), 'Bioidentical HRT', BMS consensus statement, thebms.org.uk/publications/consensus-statements/ bioidentical-hrt/

4　L. Newson and J. Rymer (2019), 'The dangers of compounded bioidentical hormone therapy', *British Journal of General Practice*, 69 (888), pp. 540-41

荷爾蒙補充療法的
效益及風險是什麼？

　　我知道荷爾蒙補充療法會有哪些改革性的效果，也有相關自身經驗。我體態正常且健康，所以我決定在2017年開始進行荷爾蒙補充療法來改善我的更年期前期症狀。我花了幾個月的時間，調整幾次劑量和方式後，我過得比起過去幾年好多了。我的腦霧的症狀消失，專注程度和情緒都有所改善。

　　以下是妳通常可以期待的效益：

- **妳的症狀得以緩解：**改正妳的荷爾蒙缺乏狀況可以讓症狀大幅改善或停止──對於某些女性來說，這樣的效應甚至可以改變人生。一旦妳開始進行荷爾蒙補充療法，熱潮紅或盜汗的狀況會在幾個禮拜內停止，而陰道或泌尿症狀通常會需要三個月改善（或某些案例需要一年）。妳的專注力、情緒和活力都會在前幾個月都有所改善，妳的頭髮和皮膚狀況也會是。如果把我跟十位更年期女性放在同一個房間內，我可以有自信地選出誰正在進行荷爾蒙補充療法。我在我的診所中每天都能看到效果：女性的情緒、行為舉止，甚至

他們的皮膚都會顯現出來，見證這樣的效果令人感到相當滿足。

- **與荷爾蒙相關的健康問題風險，長期下來會降低：**
- **骨質疏鬆症：**妳的骨頭將能免於因為缺乏雌激素而弱化，而進行荷爾蒙補充療法時，脆弱性骨折的風險也較低。[5]
- **心血管疾病：**研究顯示妳發展心臟問題、中風或血管性失智症的可能性將降低五成。若女性在更年期前十年開始進行荷爾蒙補充療法，效益會是最高的。[6]有趣的是，若女性開始荷爾蒙補充療法的年齡低於六十歲，荷爾蒙補充療法能比降血壓或降膽固醇藥物更有效地降低心血管疾病風險。[7]
- **荷爾蒙補充療法使妳免於其他疾病：**有些研究發現荷爾蒙補充療法能降低罹患阿茲海默症、骨關節炎及憂鬱症的風險。進行荷爾蒙補充療法的女性在未來罹患第二型糖尿病的風險會降低，罹患大腸癌的風險也會降低。

---

5 NICE (2015), *Menopause: Diagnosis and management*

6 K. Maclaran and J. C. Stevenson (2012)，'Primary prevention of cardiovascular disease with HRT'，*Women's Health*, 8,pp. 63-74

7 NICE (2015), *Menopause: Diagnosis and management*

進行荷爾蒙補充療法有什麼風險？

對於大部分的女性來說，採用荷爾蒙補充療法的效益大於風險。不過許多年來，女性、醫事人員及媒體對於荷爾蒙補充療法相關的風險都有錯誤的認知。而太多人著重在採用荷爾蒙療法的風險而非效益。

荷爾蒙補充療法已有超過五十年的歷史，但在 2000 年早期，有一份研究的主題指出，採用複合式荷爾蒙補充療法的女性可能會有乳癌及心血管疾病風險增加的疑慮。[8] 不過，在此研究中，女性使用的是口服雌激素（按：即本章前面提及的早期母馬尿製品）及早期的黃體素。關注此研究中受試女性的資料也很重要 —— 他們平均六十三歲，很多都有過重、肥胖或過去曾有心臟病。當然，若妳聽到「乳癌」和「荷爾蒙補充療法」在相同的標題中，因此感到警覺也是非常自然的。這是女性最常詢問我的危險因子。

來到最近，在 2019 年，牛津大學的研究指出荷爾蒙補

8　Women's Health Initiative (2019), 'Hormone therapy trials' ,www.whi.org/about/SitePages/HT.aspx

充療法將乳癌的風險提高三分之一。[9]可想而知許多女性都慌張了起來。但我作為更年期專科醫師以及採用荷爾蒙補充療法的女性，我跳脫出來並親自閱讀該研究。這些研究結果其實是來自回顧許多過去研究的一份流行病學研究。這不是標準證明因果的隨機對照研究。使用觀察性研究（荷爾蒙補充療法研究常採用的方式），證明相關性，但並非說明其因果性。正確地思考研究證據相當重要。

我擔心的是這些標題（而非這些藥品）會對女性的健康造成負面影響。醫事人員因此不開立荷爾蒙補充療法給能幫助到的女性，或女性決定停止採用荷爾蒙補充療法，甚至一開始就不考慮。這將會導致真正的未來健康風險。

女性罹患乳癌的原因有很多跟採用荷爾蒙補充療法無關：肥胖、沒有運動、喝酒都是發展出乳癌的獨立風險因子。這些危險因子各自發展成乳癌的風險高於採用任何荷爾蒙補充療法的風險。

許多更年期前期及更年期的女性告訴我，因為雌激素濃度低下以及安慰性進食造成的新陳代謝改變，讓他們的體重

---

9   Collaborative Group on Hormonal Factors in Breast Cancer(2019), 'Type and timing of menopausal hormone therapy and breast cancer risk: Individual participant meta-analysis of the worldwide epidemiological evidence', *The Lancet*, 394(10204), pp. 1159-68

增加了。許多女性都承認，因為自己的動力不足，他們停止
了運動，他們沒有活力，關節僵硬又痠痛。他們不斷地告訴
我，他們透過喝更多的酒來「麻痺」症狀，並試著讓自己入
眠。這代表數百萬的女性，在不知不覺中因為生活方式的改
變，增加了他們罹患乳癌的未來風險。不過，他們通常因為
太害怕，而沒有採用荷爾蒙補充療法，而他們認知的荷爾蒙
補充療法風險其實低於他們生活方式所造成的風險。

低於五十一歲，且正採用荷爾蒙補充療法的女性，發展
出乳癌的風險並沒有提升，因為他們只是補充他們缺失的荷
爾蒙。採用單方雌激素荷爾蒙補充療法（過去曾進行子宮切
除術）的女性，發展出乳癌的未來風險**較低**2%。[10]

讓人感到慰藉的是，從來沒有研究顯示採用任何荷爾蒙
補充療法的女性死於乳癌風險提升。使用雌激素並搭配合成
黃體素的女性，可能在發展出乳癌的風險上有少量的提升，
但是風險是非常低的——比每天適量喝酒的風險還要低。
沒有任何高品質的研究顯示使用雌激素搭配微粒化黃體素的

---

10 R. T. Chlebowski, G. L. Anderson, A. K. Aragaki et al. (2020), 'Association of Menopausal Hormone Therapy with Breast Cancer Incidence and Mortality During Long-term Follow-up of the Women's Health Initiative Randomized Clinical Trials', *Journal of the American Medical Association*, 324(4), pp.369-80, doi:10.1001/jama.2020.9482

女性在未來發展出乳癌的風險更高。

許多採用荷爾蒙補充療法的女性降低體重、做更多運動，且飲酒更少，因為他們已經感覺好多了。這代表任何採用荷爾蒙補充療法的潛在風險提升都能透過生活方式的提升來抵銷。

荷爾蒙補充療法及乳癌：
每位女性都該知道的事實

- 更年期屆齡女性的乳癌基礎風險因人而異，因潛在的風險因子不同。
- 單方雌激素荷爾蒙補充療法與降低女性乳癌的風險有關。
- 複合式荷爾蒙補充療法含有雌激素及早期的合成黃體素，比起使用雌激素搭配微粒化黃體素有更高的風險。
- 任何一種荷爾蒙補充療法的乳癌風險，要嘛不存在，要嘛非常低。
- 採用任何一種荷爾蒙補充療法，且年齡低於五十一歲的女性，罹患乳癌的風險都沒有提升。

靜脈中的血栓（靜脈栓塞）

採用藥錠式的複合式荷爾蒙補充療法會增加血栓的風險。不過，若妳使用貼片、乳膏、凝膠或噴劑等經皮吸收雌激素就不會有這種風險，因為它能透過皮膚直接吸收進入血液中，且能繞過產生凝血因子的肝臟。但也要注意其他血栓的風險因子，包含抽菸、肥胖及血栓史。

女性若使用合成黃體素作為荷爾蒙補充療法的一部分，則血栓的風險會稍微增加，而微粒化黃體素則跟血栓風險增加無關。某些研究也提到，單獨使用口服雌激素或複合式荷爾蒙補充療法，中風的風險也會稍微增加。女性若使用經皮吸收荷爾蒙補充療法，則中風的風險不會增加。

史蒂芬妮，60歲

史蒂芬妮現在正處於更年期，她在四十歲晚期開始有更年期前期的症狀。更年期前期適逢她私生活的難關，包括親近的親戚去世、婚姻破裂、十八歲的兒子因為車禍而造成了改變人生的傷害。

史蒂芬妮覺得很焦慮、很難專注，感到難以承受的疲勞及易怒，剛開始她認為這些都是壓力造成的。但當她開始有熱潮紅時，她突然發現她可能是更年期前期。

　　史蒂芬妮告訴我，她在閱讀到荷爾蒙補充療法跟血栓及乳癌相關的文章後，決定不使用「傳統的荷爾蒙補充療法」。她轉而在網路上購買未取得許可，被稱為是「生物等同性荷爾蒙補充療法」的黃體素乳膏，並相信這就是良好的「天然」替代治療方案。她改變了飲食習慣、運動更多，而且被開立了抗憂鬱藥。她的熱潮紅和焦慮狀況的確有減少，但其他症狀改變不多。

　　她仍然必須對抗疲勞、腦霧及自信低下。作為兼職物理治療師，她發現疲勞及無法專注會對她造成負面影響。她發現自己會不斷重複確認自己的筆記，以及閱讀文章，確保自己有遵照最佳的實踐方式，而這樣做讓自己更累。在此同時，她也需要開車載兒子到國內各地進行許多的醫療門診及法律諮詢，同時她也正受訓成為越野駕駛教練（這是她仍然熱愛的活動）。史蒂芬妮穿梭在這些門診、諮詢、駕駛測試間，感到極大的焦慮。

　　到了 2016 年，她因為關節疼痛、疲勞及專注力不足而考慮放棄工作。此時她認為荷爾蒙補充療法（她母親在年屆七十歲時也接受此療法）可能是個好選擇。

　　在與我的初診中，我們討論了史蒂芬妮的健康及症狀，並試著排除她對荷爾蒙補充療法的疑慮。我替她開立了與人體成分相同的雌激素，透過經皮凝膠及微粒化黃體素的形式使用。在三週內，史蒂芬妮的症狀已經開始緩

解，她三個月之後回診，告訴我她感覺原來的自己回來了。

她仍然有一些睡眠的問題，還有與骨關節炎相關的疲勞跟關節疼痛的問題，但整體來說，她感覺好多了，也更有自信。

荷爾蒙補充療法及其初期：副作用及取得適當的劑量

我們現在知道我們荷爾蒙耗盡時，我們的身體會發生什麼事。因此以荷爾蒙補充療法重新補充這些妳身體所需的荷爾蒙，代表妳的身體可能會需要適應治療並經歷一些副作用，直到感到舒服。

副作用有哪些？

最常見的副作用包含胸部不適及出血。副作用在妳第一次開始進行荷爾蒙補充療法時較有可能發生，隨著時間過去，狀況會慢慢穩定下來。如果三到四個月之後，副作用仍還沒有穩定下來，請與醫事人員討論此狀況。妳進行荷爾蒙補充療法的劑量和方式可能需要改變。

若我進行荷爾蒙補充療法時又出現症狀了，
該怎麼辦？

　　許多女性都需要調整自己的荷爾蒙補充療法，才能讓症狀和未來健康最佳化。某些女性可能只需要將治療方式換成另一種——從藥錠換成貼片——就能改善他們的症狀。針對盡量減少症狀所補充的荷爾蒙之「正確」劑量，對於每位女性來說都不相同。就跟糖尿病患者需要不同劑量的胰島素，或甲狀腺功能低下患者需要不同劑量的甲狀腺素一樣，每位女性需要的雌激素及睪固酮都不同。較年輕的女性通常比年長的女性需要較高劑量的雌激素。貼片會使用不同類型的黏膠來黏在皮膚上；有些女性認為換另一個貼片品牌能提升皮膚的雌激素吸收度。若貼片沒有貼牢或捲縮起來，代表妳無法好好地吸收雌激素——妳可能需要更換貼片或改換成另一種形式的雌激素，像是凝膠或噴劑。

若我的症狀又再次出現，
這代表荷爾蒙補充療法沒有用嗎？

　　許多女性都需要隨著時間調整自己荷爾蒙補充療法。剛開始荷爾蒙補充療法可能會有明顯的症狀改善，但接著就不

會像妳期待的這麼有效；或著可能某些症狀會再次出現。妳可能需要更高的劑量，或嘗試不同荷爾蒙補充方式或品牌。增加睪固酮的劑量可能對妳有幫助。無論妳的狀況為何，請先諮詢妳的醫事人員，若妳仍不滿意，也可向更年期專科醫師約診。

使用荷爾蒙補充療法：
每日實際使用建議

　　我的診所每年協助數千名女性：有些女性是第一次嘗試荷爾蒙補充療法，其他女性則已經進行了數年。雖然荷爾蒙補充療法有各種不同的類型和進行方式，我仍希望妳在進行荷爾蒙補充療法時能有信心及掌控權，所以我在此回答一些我和同事在荷爾蒙補充療法的使用上最常被問及的問題。

雌激素凝膠及噴劑

- **我應該在哪裡使用凝膠？**許可的使用方式是將凝膠擦在上手臂外側，以及大腿根部的外側。不過，有些女性偏好擦在其他部位，像是大腿各處、肩胛骨附近或下腹部。這樣做也沒關係。

- **我需要擦到凝膠吸收為止嗎？**寧願擦到吸收為止，也不要放著讓它自然乾掉。對於大部分的女性來說，凝膠在幾分鐘內就會被皮膚吸收，所以通常不需要擦揉很久——只要如使用乳液般擦揉即可。只要它乾掉，就可以正常地穿衣服及運動。通常會建議等待三十分鐘，再於該部位使用防曬乳等其他乳膏。

- **我應該在哪裡使用噴劑？**在前臂內側使用噴劑。通常建議在洗澡後使用雌激素凝膠或噴劑——如果不方便的話，試著讓雌激素在皮膚上盡量停留久一點（最好是大概一小時）再洗澡、泡澡或游泳。

- **若進行親密行為，我的伴侶會被影響嗎？**在使用凝膠或噴劑之後請洗手，在妳使用後，請至少等候一個小時左右再讓其他人觸碰那個部位，確保它能完全被吸收。

- **我可以把凝膠或噴劑的劑量分成早晚使用，還是我必須一次使用完畢？**最常見的雌激素劑量為每日噴擠二到四次。若妳需要使用超過此劑量，通常最好分配劑量在早上及傍晚間使用。某些女性需要更高的劑量，若妳是如此，妳的醫生會提供妳相關建議。

雌激素貼片

- **我該在哪裡使用貼片？**貼片應黏在腰部下方的皮膚。大多數女性黏在屁股或大腿根部的皮膚上。如果貼片黏不牢，請考慮換另一個貼片品牌，因為不同的製造商可能使用不同的黏膠。有些女性認為在使用貼片前先將皮膚用消毒用酒精擦拭過，能黏得更牢一些。
- **使用貼片時，我可以沖澡嗎？**貼片通常在淋浴、泡澡或運動時也能黏得牢固。

我採用複合式荷爾蒙補充療法：
我的黃體素應該跟雌激素分開還是同時使用呢？

妳可以自行決定妳服用或使用雌激素的時間。不過，我通常會建議女性在晚上服用微粒化黃體素，因為它有輕微的鎮定效果，因此可以助眠。請記住，服用時最好是空腹（也就是進食後至少一小時再服用）。

請記住一個關鍵，荷爾蒙補充療法必須融入妳的生活。如果妳早上很忙碌，沒有時間使用凝膠、噴劑或黏上貼片，那就晚上再使用。找出最適合妳的時間。只要它變成妳日常行程之一，妳就比較不會忘記。

我已經拿到睪固酮乳膏/凝膠的處方： 我該如何使用它？

將睪固酮塗抹在妳的下腹部或大腿上。妳可能需要每隔幾天就換一個地方塗抹乳膏或凝膠，以避免可能長出幾根深色毛髮。

我轉換到另一種荷爾蒙補充療法的方法時， 中間需要暫時停止療程嗎？

通常沒有必要這樣做。請記得，通常可能需要數週或數月才能看到症狀改善或副作用減少。有些女性在增加雌激素劑量時會有短暫的出血狀況。

我可以改變我整個月所補充的雌激素嗎？

許多更年期前期女性會發現自己的症狀會在一個月的某幾天惡化。通常在月經之前，妳的雌二醇濃度會自然下降，在這個時候，可多壓幾下凝膠來用，以降低症狀惡化的狀況。

我使用荷爾蒙補充療法的最高劑量為何？

　　女性（特別是較年輕的女性）通常需要高於建議許可劑量的雌激素。若女性正使用較高劑量的貼片或凝膠，通常他們的雌二醇濃度會被密切監測，確保他們補充適合自己的劑量。使用較高劑量的雌激素非常安全，而女性體內有足夠的雌激素是相當重要的。若濃度太低，他們的未來健康將存在風險（像是心臟病及骨質疏鬆症的風險提升），且更有可能發生症狀。

茱莉亞，60歲

　　茱莉亞在五十歲時開始荷爾蒙補充療法。在進行荷爾蒙補充療法十年後，她決定要停止，因為她認為六十歲的自己應該不會被更年期影響了，而且她也對那些跟荷爾蒙補充療法安全性相關的矛盾報告有疑慮。

　　她第一次停止治療時，熱潮紅及盜汗等症狀不僅又出現了，而且還更強烈。接著她又試著停止進行荷爾蒙補充療法兩次，這一次她更緩慢地減少劑量，但是無濟於事。這兩次，她的症狀都再次出現，而且在最糟的時候，她每天的熱潮紅次數高達十五到二十次。

茱莉亞轉而尋求藥草醫學的幫助，但是情況沒有改變。她的家庭醫生開立了降保適錠（Clonidine）給她，這是非荷爾蒙的熱潮紅治療方式，但是對於她的症狀只有輕微改善，而且讓她感到非常頭暈（這是常見的副作用）。她的醫生沒有明確建議她是否該重新進行荷爾蒙補充療法，因此她感到相當挫敗。她一直認為她的症狀正在削弱自己：她沒什麼睡，而且覺得她在其他人身旁流汗非常難為情。茱莉亞熱愛運動，但她現在不可能運動了，因為就連走路或使用吸塵器都會引發熱潮紅。

在停止荷爾蒙補充療法一年後，茱莉亞預約了我的門診。我們談了她的醫療史、最困擾她的症狀，也仔細評估了重新進行荷爾蒙補充療法的風險和效益。很明顯地，對於茱莉亞來說，進行荷爾蒙補充療法有許多好處，包含對她的未來健康有益，在門診之後，她感到更有信心了，也決定要再試一次。

六週後，她又重新踏上了滑步機，她的熱潮紅次數減少到一天兩次，而她盜汗的狀況也停止了。很重要的是（我希望妳在讀完本書的建議後，也這樣覺得），茱莉亞說她覺得自己又重新掌控了自己的人生。

我應該什麼時候停止荷爾蒙補充療法？

許多女性——以及醫事人員——都認為荷爾蒙補充療法有停止的時候。但其實沒有。事實上，我也曾開立過荷爾蒙補充療法給九十幾歲的女性。

只要有需要，只要好處多於風險，就可以持續進行荷爾蒙補充療法。通常這代表荷爾蒙補充療法會一直持續下去，因為如果沒有荷爾蒙補充療法，我們的荷爾蒙濃度就會變得很低。

茱莉亞的案例讓我們知道控制更年期症狀需要依據個人需求採用不同方式的重要性：妳的醫事人員應該要依據妳的年齡、醫療史以及目前的狀況進行判斷，而且在建議妳開始或停止某項治療時，他們也應該將妳的意願納入考量。

其他療法

荷爾蒙補充療法仍是更年期前期及更年期的標準治療方法。它能舒緩症狀，並讓妳免於荷爾蒙缺乏的長期健康風險。

許多女性錯誤地認為自己無法進行荷爾蒙補充療法。舉例來說，有頭痛或血栓病史的女性認為自己無法進行荷爾蒙

補充療法，但這是錯誤的。除此之外，有乳癌家族病史的女性通常仍可以安全地進行荷爾蒙補充療法。

如果妳沒辦法，或選擇不進行荷爾蒙補充療法的話，還有哪些選項呢？

抗憂鬱藥

令人難過的是，針對更年期相關情緒低落的狀況，女性被不適當地開立抗憂鬱藥處方的狀況相當常見——雖然英國國家健康與照顧卓越研究院針對更年期診斷及管理指引明確地指出，目前沒有證據表示抗憂鬱藥有助於這些情緒的改變。[11]

不過，針對沒有進行荷爾蒙補充療法的女性，抗憂鬱藥可協助管理更年期症狀。以低劑量使用景普朗或是文拉法辛（venlafaxine）等抗憂鬱藥可以在治療開始幾週內就減少熱潮紅及盜汗的狀況。這些藥物通常開立給有荷爾蒙依賴型（hormone-dependent）乳癌病史的女性，因為他們可能無法將荷爾蒙補充療法作為首選治療方案。副作用包括口腔乾燥及性慾降低。

---

11 NICE (2015), *Menopause: Diagnosis and management*

降保適錠

這通常是用來降血壓的藥物，但也可以用於治療熱潮紅。目前的指導方針不建議在考慮進行荷爾蒙補充療法前先使用抗憂鬱藥或降保適錠。降保適錠為每日服用二或三次的口服藥錠，其副作用可能包含嗜睡、口腔乾燥及憂鬱。實務上，降保適錠通常不會有幫助，且通常不建議使用。

鎮頑癲 (gabapentin)

這是癲癇藥物，某些國家會用來治療熱潮紅，但可能造成像是頭暈及嗜睡等副作用。

認知行為療法 (cognitive behavioural therapy，CBT)

認知行為療法是一種談話療法（talking therapy），經證實對於更年期的情緒低落及焦慮，甚至像是熱潮紅及關節疼痛等生理症狀都有幫助。目前被推薦為更年期相關情緒低落及焦慮的治療方式；[12] 有關治療方法及妳可以如何接受認知行

---

12 同前註

為療法等資訊，請參考第六章更年期及心理健康相關討論。

補充及替代醫學

女性嘗試減緩如熱潮紅及情緒低落等更年期症狀時，以藥草或治療搭配（或有時候取代）主流醫學的狀況是很常見的。以下我們將談談幾個常見的藥品及治療，以及依據研究證據提出它們的效用。

草藥醫學

極少的證據顯示，服用聖約翰草（St John's wort）或黑升麻（black cohosh，兩者皆是植物製成的製劑）或黃豆異黃酮（由大豆製成），可以改善熱潮紅及盜汗的症狀。[13]

要取得草藥，妳必須在商店購買製劑，或向私人醫師看診。因為製造草藥醫學的方式有許多種，所以品質跟效力都不同。若妳住在英國，最好選擇標有傳統草藥註冊標章（Traditional Herbal Registration，THR）的產品。這代表此產品符合安全及製造的標準。

---

13 同前註

值得注意的是，「天然」不一定代表無害，妳必須要確保這些治療藥物不會影響妳正在使用的其他藥物，或會產生不必要的副作用。舉例來說，聖約翰草可能會影響像是泰莫西芬（Tamoxifen）及異黃酮補充劑等乳癌藥物，因此若妳有乳癌病史則不建議。

請記住草藥無法幫妳對抗長期荷爾蒙缺乏的狀況，在使用任何草藥前，請先與妳的醫事人員確認。

針灸

雖然現在對於更年期女性進行針灸的效用，英國仍沒有太多的研究證據（英國國家健康與照顧卓越研究院NICE僅建議使用針灸作為偏頭痛及其他頭痛的治療方式），但我有許多患者都認為針灸是相當有效的治療方式。

瑜珈

瑜珈是較全面治療的例子。它是很好的放鬆方式，能透過一系列的運動（姿勢）強化妳的骨骼和肌肉。我是個瑜珈狂粉，在我的診所內還有瑜珈工作室，而且還挺熱門。請參考第八章更年期及運動的內容，看妳能在家嘗試的姿勢。

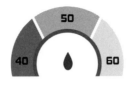

第五章

給經歷早發性更年期女性的建議

　　「更年期」一詞已成為中年的同義詞。不過，年輕女性的更年期狀況可能比大部分人認知的更為普遍。我最年輕的患者只有十九歲。大概每一百位英國女性就有一位會在過四十歲生日之前進入更年期。[1]

　　當我就讀醫學院時，我們被教導，若較年輕的女性月經停了，主要的原因可能有兩個：最有可能的狀況是她懷孕了，或跟飲食障礙症有關。「更年期」一詞從未被當作是可能原因而被提起。幸好，更年期相關意識正在改變，但對於那些較年輕就進入更年期的女性，還有很多事可以做。

　　就算妳處於最佳的狀態，也很難面對更年期，但是對於較年輕的女性來說，更年期可能是無法預期、難以診斷，且難以接受的。某些女性可能規劃在不遠的未來有個家庭，且已經開始嘗試備孕了。發現自己的身體已經開始進入更年

1　Daisy Network, 'What is POI?', www.daisynetwork.org/about-poi/ what-is-poi

期，對於他們來說是重大的打擊，但不只是因為他們需要在
較年輕時就面對這些麻煩的症狀，而因為他們荷爾蒙濃度較
低的時間比其他人長，這也代表他們將暴露於長期的健康風
險。這也是為什麼迅速的診斷及治療如此重要。

　　若妳認為妳可能正在經歷早發性更年期，本章節是為妳
而寫的。本章包含較年輕女性進入更年期的的潛在原因、症
狀及長期健康影響概述。

　　我們也會談談能維持妳目前及未來健康的治療方案，並
幫助妳保持愉悅、健康，並過上自己想要的生活。

什麼是早發性更年期？

　　我們目前已知英國女性平均更年期年齡為五十一歲，而
更年期前期的症狀通常在四十五歲左右就開始了。當我們談
到較年輕女性的更年期時，通常會談到兩個關鍵的定義：

1. **早發性更年期**，代表介於四十到四十五歲的女性，已
   經有連續十二個月沒有月經。
2. **早發性卵巢功能不全（POI）**，代表女性在四十歲以
   前就進入更年期。

為什麼有些女性比其他人
更早進入更年期呢？

對於大部分的女性來說，潛在的原因未知。不過，以下原因會引起此現象：

- **癌症治療**：放射治療（特別是骨盆部位），以及化療都可能造成早發性更年期。此議題將在第十章討論更年期及癌症時詳細探討。

- **手術**：卵巢移除手術，也稱為卵巢切除術（oophorectomy），也會導致早發性卵巢功能不全。而即便妳沒有切除妳的卵巢，子宮切除術（將妳的子宮切除）也會如此。這是因為若在年輕時進行子宮切除術，之後雌激素濃度下降的狀況相當常見。

- **甲狀腺或腎上腺問題等自體免疫疾病**：這代表免疫系統（通常會保護妳的身體免於感染）錯誤地攻擊身體組織。通常每二十位早發性卵巢功能不全的案例中便有一位是因為自體免疫疾病造成。

- **基因狀況**：最常見的就是透納氏症候群（Turner syndrome），代表缺少了其中一個女性染色體。若妳的家庭成員有人有早發性卵巢功能不全的狀況，或妳

的早發性卵巢功能不全狀況在很年輕時出現，那普遍
是因為基因狀況造成的。

早發性更年期及早發性卵巢功能不全的症狀

　　早發性更年期及早發性卵巢功能不全的症狀跟中年進入
更年期的女性症狀很像，包含情緒低落、腦霧、疲勞、頭髮
及皮膚變化。不過許多年輕女性可能不知道自己進入了早發
性更年期。隨著荷爾蒙濃度上下浮動，症狀可能會出現又消
失，有很大比例的女性（大約10～15%）甚至不會有任何
症狀。

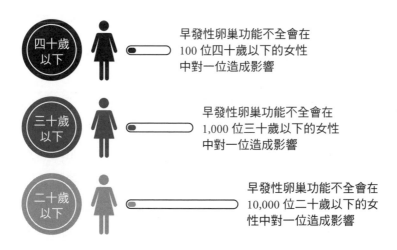

早發性卵巢功能不全有多普遍？

　　因此追蹤月經變化是相當有效的，因為這通常是第一個跡象。妳可能會面臨血量的改變，而在妳的月經停止前，妳的月經可能會愈來愈不頻繁。不過，大概十位患有早發性卵巢功能不全的女性就有一位從未有過月經。

　　無論妳的年齡為何，若妳的經期不固定，或月經已經停止，請立即諮詢醫事人員。

早發性卵巢功能不全
或早發性更年期如何診斷？

　　對於較年輕的女性來說，診斷的過程通常比起在中年進入更年期的女性要來得更詳盡。這是因為早發性更年期的健康影響更大。

　　若妳的兩個卵巢都已切除，妳不需要進行任何檢測來確認診斷。其他狀況下，醫事人員應該跟妳談談妳的症狀以及妳的家族醫療史。妳可能需要進行血液檢驗來測量妳的濾泡刺激素（FSH）濃度。若濃度上升，妳非常有可能進入更年期了。妳應該在六週後再次進行血檢來確認妳的診斷，因為妳的濾泡刺激素濃度在月經週期的各階段將有所改變。不過，濾泡刺激素濃度浮動很大，濾泡刺激素濃度不能排除早發性卵巢功能不全的診斷。

　　妳也應該進行骨質密度檢查（DEXA），以檢查妳骨質的密度，因為雌激素濃度低下可能會增加骨質疏鬆症的風險。妳可能會被安排其他血液檢驗來檢查妳的葡萄糖濃度、甲狀腺，以及乳糜瀉（麩質敏感性腸病）疾病檢測，因為對於一些女性來說，這些也跟早發性卵巢功能不全有關。如果妳不滿三十五歲，妳可能會進行染色體血液檢驗，以確認早發性卵巢功能不全是否因染色體問題造成。

　　如果不確定自己是不是進入早發性更年期，妳應該諮詢專攻更年期或生殖醫學的醫事人員，以確認妳的診斷。在妳獲得確切的答案之前，請持續進行醫療諮詢，因為快速地進行適當的治療，對於妳現在及未來的健康非常重要。

詢問妳的醫師三個關鍵問題

- 妳是否能解釋是什麼造成我的早發性更年期／早發性卵巢功能不全，以及為什麼會發生在我身上呢？
- 早發性更年期或早發性卵巢功能不全若沒有治療，有任何相關的健康風險嗎？
- 對於我的生育能力會造成什麼影響？

海莉，39歲

　　海莉在十二歲時開始有月經，但在一年內月經就停止了。她白天時在學校很難專注在課堂上，晚上她會滴著汗醒來。

　　海莉向她母親傾訴了自己的狀況，於是他們預約了全科醫師的門診。海莉接著被轉診給一位婦產科顧問醫師，進行血液檢驗及超音波。結果顯示，她的子宮比平均尺寸還小，且只有一個卵巢；兩週後，她被告知她已經過了更年期。

　　回想起來，海莉說她不太了解這代表的意思，也不太懂為什麼她母親當時如此沮喪。當海莉發現自己已經過了更年期時，她只有十四歲。她被安排了荷爾蒙補充療法，但是這是她第一次也是最後一次與顧問醫師會面。醫師沒有提供任何醫囑，或預約任何回診，她只是「開始進行治療」。

　　當她使用的荷爾蒙補充療法在幾年後停產時，她也是到藥局領取她的處方藥時才發現。她在隔天馬上跟全科醫師預約門診，醫師開立了另一個品牌給她，但並不適合她，她的症狀又再度出現了。她的醫生接著開立了另一種療法，這種療法雖然比較適合她，但海莉仍沒有完全地感覺好些。

　　在她成長時，她非常討厭自己的外表，也感到沒有安全感。她每段感情都處於掙扎狀態，因為她知道有一天她將必須將更年期的狀況告訴她的伴侶。因為社會對早發性卵巢功能不全的認識不足，甚至連朋友都不能了解他的狀況。因為從醫事人員得到的支援不足，海莉必須學習如何獨自面對。

　　她決定站出來分享自己的經驗，並提升大眾對於早發性卵巢功能不全的意識。她說得很對，針對在她身上發生的狀況，她理應得到更多的建議，以及針對治療更多的說明。

　　海莉的故事讓我感到相當難過，因為她在沒有適當幫助、建議或治療的狀況下，掙扎了這麼久。在她的診斷超過二十年後至今，她仍認為需給予更多合適資訊給進入更年期的年輕女性。她的故事讓許多在更年期前期及更年期時被忽略的女性產生共鳴。隨著社會對更年期可能發生的症狀以及更年期的健康風險有更多的認識，女性可獲得更佳的治療。所有女性都能獲得基於實證的更年期健康及治療資訊是非常必要的。

早發性更年期
如何影響妳的未來健康

雌激素對我們身體內的許多機能都非常重要，但雌激素濃度下降會對年輕人影響最大的有以下四處：骨骼健康、腦部健康、心血管健康及性健康。許多患有早發性卵巢功能不全的女性也受益於睪固酮。

1. **骨骼健康：**雌激素能協助保護我們的骨骼及維持骨質密度，因此若女性小於更年期平均年齡，且雌激素濃度降低的話，會增加骨質疏鬆症的風險。[2]

2. **腦部健康：**我們的頭腦需要雌激素來協助記憶、情緒及專注力。研究顯示，女性在較年輕時便進入更年期，會增加人生後期的失智症風險。雌激素及睪固酮對於我們的情緒也相當重要。在較年輕時進入更年期，可能會造成社交孤立的狀況，我在我的診所中看到許多人無法向自己的朋友或同儕談論他們經歷中的狀況。

2　J. C. Gallagher (2007), 'Effect of early menopause on bone mineral density and fractures', *Menopause*, 14 (3 Pt 2), pp.567-71

3. **心血管健康**：雌激素能幫助保護動脈並降低膽固醇，而早發性更年期會增加女性心血管疾病的風險。一份2019年的研究發現，四十歲以下進入早期更年期的女性，在六十歲前發生心臟病、心絞痛或中風等非致死性心血管事件的機率幾乎是一般人的兩倍。[3]

4. **性健康**：早發性卵巢功能不全的女性，若睪固酮分泌下降超過50%，可能會影響性慾、情緒、記憶以及專注力。

那我的生育能力呢？

我們應該要知道，有早發性更年期或早發性更年期的女性，不一定沒有生育能力。與進入更年期的年長女性不同，有早發性卵巢功能不全的女性，他們的卵巢通常不是完全停止運作。

卵巢功能會隨著時間浮動，通常最後會導致月經、排卵或甚至懷孕。卵巢功能間接性地恢復，可能使5～10%的女性得以受孕。對於一些女性來

3　D. Zhu et al. (2019), 'Age at natural menopause and risk of incident cardiovascular disease: A pooled analysis of individual patient data', *The Lancet Public Health*, 4, pp. 553-64

說，進行荷爾蒙補充療法可以提升生育能力，且就算妳在期間懷孕，通常也可繼續安全地使用荷爾蒙補充療法。

若生育小孩是妳現在或未來會考慮的事，可以轉診到生殖專科醫師，討論妳有哪些選項。

如果妳被開立荷爾蒙補充療法的處方，請記住，我們診所的確有幾個早發性卵巢功能不全的女性，進行荷爾蒙補充療法後開心懷孕的案例。但如果懷孕不在妳規劃當中，請使用適當的避孕措施。

治療選項：
荷爾蒙補充療法及複合口服避孕藥

向醫事人員諮詢適合妳的治療方案時，請將妳的症狀、醫療史及目前狀況納入考量。

除非妳有不能補充荷爾蒙的醫療因素，或妳不希望補充，不然這是目前最適合的治療方式。當我們替早發性更年期女性進行治療時，我們主要有兩個目標：緩解他們目前的症狀，以及避免因為荷爾蒙不足對於他們的未來健康造成損害。

治療早發性卵巢功能不全或早發性更年期通常代表進行

複合式荷爾蒙補充療法或服用複合口服避孕藥。兩種治療方式都包含雌激素及黃體素，能補充妳缺乏的荷爾蒙。荷爾蒙補充療法較為安全，也有較多研究證據顯示能提升妳的未來健康，像是降低妳未來罹患心臟病及骨質疏鬆症的風險。通常來說，愈年輕的女性，就需要愈高的劑量來改正荷爾蒙缺乏的狀況。

若妳被診斷出早發性更年期或早發性卵巢功能不全，妳必須補充荷爾蒙直到至少五十一歲，也就是更年期的自然年齡。此療法能在自然更年期之前補充妳體內原本會製造的荷爾蒙，或針對骨質疏鬆症和其他更年期可能的狀況提供保護。通常女性在此年齡後仍需持續進行荷爾蒙補充療法，大部分的女性則一輩子都會持續進行荷爾蒙補充療法。

該選荷爾蒙補充療法
或複合口服避孕藥呢？

透過荷爾蒙補充療法補充的荷爾蒙，使用與人體成分相同的雌激素、黃體素及睪固酮，提供分子結構相同的荷爾蒙補充至我們體內。治療方式及劑量在調整上也會相對簡單。

通常較年輕的女性比較能接受複合口服避孕藥，因為使用起來比較熟悉，而若妳有可能懷孕但不希望自然受孕，這

類藥物也能提供避孕功效。不過若妳有避孕需求，使用蜜蕊娜避孕器會是更好的方式。若妳超過三十五歲，且有抽菸習慣，或有心血管疾病、血栓、中風或偏頭痛病史的話，避孕藥就不適合妳。

這些治療方式的重點如下：

- 兩種治療方式都能改善妳的症狀。
- 對於大部分患有早發性卵巢功能不全的女性，開始進行荷爾蒙補充療法後，其效益遠遠超過其風險。
- 比起服用避孕藥，有更多的研究顯示，荷爾蒙補充療法能改善妳未來的健康。
- 許多患有早發性卵巢功能不全的女性，睪固酮對他們來說也有助益。
- 荷爾蒙補充療法比起複合式口服避孕藥，對妳的血壓來說較佳。
- 荷爾蒙補充療法並無法避孕——除非妳使用的是蜜蕊娜避孕器。[4]

4　NICE (2015), *Menopause: Diagnosis and management*, www.nice.org.uk/guidance/NG23

其他療法

睪固酮

　　並非所有女性都需要睪固酮，但若妳認為荷爾蒙補充療法或複合口服避孕藥無法幫助妳的性慾低落、情緒低落、精力或專注力不足等症狀，請諮詢醫事人員。

陰道乾燥及泌尿症狀的治療方式

　　可使用局部雌激素，以乳膏、凝膠、陰道藥錠或雌激素環的方式放入陰道中，能協助緩解症狀。

　　此治療方式可以安全地搭配荷爾蒙補充療法進行。另一個陰道乾燥的治療選項是性愛時使用陰道保濕霜或潤滑液，此選項能搭配局部雌激素治療進行。

認知行為療法

　　在診斷出早發性更年期或早發性卵巢功能不全後，出現情緒低落或焦慮的感覺相當普遍。這是重大的人生巨變，而且可能比起妳預期的時間更早發生。認知行為療法相當有助

益，且也被建議當作可能的治療方式。

生活方式改變

　　無論妳在什麼年齡進入更年期，保持良好的飲食、健康的生活方式以及正確的治療方式非常重要。

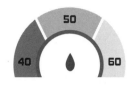

第 六 章
更年期及心理健康

　　若我站在我的診所外面，向路過的民眾調查更年期的端倪是什麼，我想大部分的人都會知道熱潮紅。但我敢打賭很少人了解更年期前期及更年期對我們的健康及保健會產生多巨大的影響。有關荷爾蒙對於我們的情緒產生的影響，大眾普遍缺乏相關的認知，這代表更年期相關的心理症狀可能被誤診——或完全被忽略。

　　對於大部分的女性來說，更年期與我們人生中最忙碌的時期重疊：我們大概已經達到既定的職位，同時處理工作及家庭事務，且可能養育了青少年或有其他養育責任。我們很容易將易怒及情緒突然爆發歸咎於疲勞，或因為擔憂工作、年長的父母或青少年兒女感到焦慮。而若這些女性尋求醫師幫助，許多人都會被開立抗憂鬱藥處方，但這些藥物對於更年期相關的情緒低落沒有效用。

　　我們必須了解更年期前期及更年期為何對於我們心理健康有如此大影響。女性自殺率最高的年齡區間為五十到

五十五歲，[1] 也就是更年期的平均年齡。不幸的是，我相信這不是巧合。

　　照顧我們的心理健康並不是一個非必要的選項。在本章中，我們將會探討荷爾蒙浮動如何影響我們的情緒，哪些治療方式可能有幫助——以及哪些治療方式無效——以及能確保妳心理健康及保健的簡單策略。

更年期前期、更年期與我們情緒的關聯

　　雌激素、黃體素及睪固酮低下可能會影響我們的腦部，最終影響我們的情緒。

　　雌激素能促進血清素，這種化學物質能提振情緒，並調節我們的心理及焦慮狀態。雌激素也在製造腦內啡時擔任重要角色，這種化學物質可以使大腦「感覺良好」。

　　黃體素是天然的鎮定劑，能讓我們的腦部及身體放鬆。在更年期前期及更年期，我們的身體會盡量透過釋放壓力荷爾蒙皮質醇及腎上腺素，來補充下降的黃體素濃度，而這會

1　Office for National Statistics (2019), 'Suicides in England and Wales: 2019 registrations', www.ons.gov.uk/peoplepopulationandcommunity/birthsdeathsandmarriages/deaths/bulletins/suicidesintheunitedkingdom/2019registrations

讓我們感到焦慮及焦躁。這個狀況可能來得很快，因此會引發極端情緒或情緒爆發。

睪固酮通常在腦中扮演提升情緒、精力及動力的作用。

接著，當然還有更年期前期及更年期生理症狀造成的連鎖反應。若妳因為頻繁的熱潮紅或疼痛感到筋疲力竭、因為皮膚搔癢感到挫敗，或在會議中無法專注，妳一定會感到情緒低落。

臨床憂鬱症及更年期相關情緒改變的主要差別

通常臨床憂鬱症是持續性的悲傷感受，伴隨像是感到無助、想哭、焦慮或焦躁的症狀。它會影響睡眠、食慾及性驅力。在嚴重的狀況下，有臨床憂鬱症的人會有自殺或自殘的念頭。

更年期前期及更年期心理健康症狀包括：

- 情緒波動及情緒低落
- 精力不足及疲勞
- 愧疚感
- 焦躁、生氣、憤怒
- 低自尊及感覺自己一文不值

- 降低對社交的興趣，感到被孤立
- 焦慮感上升及恐慌發作
- 睡眠中斷及失眠
- 缺乏性慾及性愉悅感降低
- 記憶及專注力問題
- 躁動（Agitation）[2]

雖然臨床憂鬱症及更年期相關情緒改變的某些症狀相同（舉例來說焦慮及感到焦躁），其中一個主要的差別是，臨床憂鬱症是持續的情緒低落感受，可能持續數週或數月，而更年期前期及更年期的情緒改變通常是浮動的。通常女性都知道自己的症狀跟臨床憂鬱症的症狀不同。悲傷、焦慮或甚至憤怒的情緒常常來了又走。

更年期前期的女性通常會描述自己會在前一週感覺完全沒事，而下一週則會被焦慮所擊垮。這是因為當我們的雌激素濃度降到最低時，這些情緒轉變的狀況可能會變得最為嚴重。在月經週期的前半段，雌激素濃度會上升，月經的後半

2　M. Leonhardt (2019), 'Low mood and depressive symptoms during perimenopause - should general practitioners prescribe hormone replacement therapy or antidepressants as the first-line treatment?', *Post Reproductive Health*, 25 (3), pp.124-30

段雌激素濃度則會下降，這代表有經前症候群（PMS）的女性通常在月經之前會有情緒波動或感到想哭。更年期前期會造成雌激素濃度浮動狀況，因此可以理解為什麼妳的情緒會有負面的影響。

寫下情緒日記

如果妳不確定妳情緒改變的根本原因，試著在免費的更年期app「Balance」寫下簡短的情緒日記，以記錄妳的感覺。

寫下或記錄妳每天與月經來時的感覺（開心、難過、焦慮、生氣、焦躁）。這樣做能幫助妳和醫事人員判斷荷爾蒙是否正在影響妳的情緒。如果妳之前有經前症候群或產後憂鬱症，妳可能會發現自己在更年期前期及更年期更容易有情緒改變的狀況，因為妳對於荷爾蒙的改變更為敏感。

如何處理情緒改變

將妳所有的症狀都跟妳的醫事人員談談，找出能處理妳情緒變化的正確治療方式。

探索荷爾蒙補充療法的治療選項

　　理想的狀況是妳應該補充雌激素（可能還有睪固酮），並透過荷爾蒙補充療法來平衡妳的荷爾蒙。只要妳進行荷爾蒙補充療法，妳應該在幾個月內就能看到妳的情緒狀況有所改善。如果妳發現治療沒有作用，請諮詢妳的醫事人員調整劑量或改變荷爾蒙補充療法的進行方式。如果狀況沒有改善，你們可以討論睪固酮乳膏或凝膠的選項。不是每個人都需要這個選項，或能從中受益，但我的許多患者都認為這對他們的情緒有幫助。

　　備註：妳的心理健康非常重要。如果妳不覺得妳正在接受所需的幫助，請堅持下去。詢問第二位醫師的意見，或要求換一位醫師。

為什麼抗憂鬱藥不一定是解藥

　　我把話講白一點：抗憂鬱藥對於被診斷出臨床憂鬱症的人來說是有效的治療方式。在我多年的全科醫師經驗中，我看過數千位患有臨床憂鬱症的女性及男性，抗憂鬱藥對他們都有助益。

　　同樣地，我也治療過數千位情緒低落（但非臨床憂鬱症）的更年期女性。更年期指導方針非常明

確：抗憂鬱藥不應該作為更年期相關情緒低落的第
一線治療方式，[3]因為沒有證據顯示它能改善狀況。

　　不過太多更年期女性仍被醫生錯誤地開立了抗
憂鬱藥的處方。2019年，我的非營利組織紐森健
康 研 究 及 教 育（Newson Health Research and
Education）進行研究，約有3,000名英國女性參
與，研究顯示66% 的女性提到他們曾被開立或提
供抗憂鬱藥作為他們更年期相關情緒低落的處方。
通常會發生這種狀況的原因是，心理健康症狀被獨
立看待，而非結合其他像是關節疼痛、陰道乾燥或
疲勞等症狀共同評估。

　　抗憂鬱藥運作的方式是增加我們腦內連結心情
及情緒的血清素及正腎上腺素濃度。但抗憂鬱藥無
法像荷爾蒙補充療法一樣處理更年期相關的荷爾蒙
缺乏。抗憂鬱藥若被不適當地開立，可能會造成遲
鈍及性驅力降低等副作用。它們也不像荷爾蒙補充
療法一樣能降低心臟病及骨質疏鬆症等疾病的未來
風險。

　　研究也顯示，在更年期前期就被開立荷爾蒙補

3　NICE (2015), *Menopause: Diagnosis and management*, www.nice.org.uk/
　guidance/NG23

充療法的女性,能降低臨床憂鬱症的發生率。根據
我的經驗,女性先前被錯誤開立抗憂鬱藥,現在轉
而進行荷爾蒙補充療法後,有許多人都發現他們的
憂鬱症狀改善了,改善的程度甚至讓他們可以減少
或完全停用抗憂鬱藥。

認知行為療法

認知行為療法是一種談話療法,透過改變妳的思考及行
為方式,協助妳管理妳的問題。此療法被廣泛使用於各種生
理及心理問題,包括焦慮、憂鬱、失眠及慢性疲勞症候群。

- **此療法能如何幫助我?**認知行為療法在更年期指導方
  針中被推薦為能減緩更年期相關情緒低落或焦慮的治
  療方式。[4]認知行為療法的核心模式著重在此時此
  地,檢視某個事件或困難狀況,並探討妳會如何面對
  它。認知行為療法能教妳如何辨識沒有幫助的行為
  (像是負面想法或情緒),並告訴妳該如何用更為正
  面的方式面對這些挑戰。

4　同前註

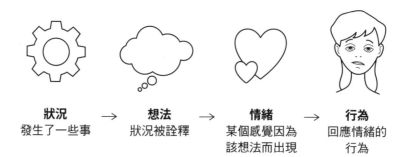

狀況 → **想法** → **情緒** → **行為**
發生了一些事　　狀況被詮釋　　某個感覺因為　　回應情緒的
　　　　　　　　　　　　　　該想法而出現　　　　行為

認知行為療法背後的理論

- **我如何進行認知行為療法？** 認知行為療法是全世界廣泛使用的成熟療法，所以可跟妳的醫療團隊談談如何進行。如果妳住在英國，妳可以請妳的全科醫師將妳轉診到公立心理治療服務，或妳可以直接諮詢。

等待可以安排療程的時段可能需要滿長的時間，因此尋求私人治療服務的幫助可能會比較快。英國行為與認知心理治療學會（British Association for Behavioural and Cognitive Psychotherapies）整理出符合資格的認知行為療法治療師清單（www.cbtregisteruk.com）。也可以跟妳任職公司的人力資源部門確認，因為有些公司有時候會將認知行為療法作為員工協助方案的一部份。

正念 (mindfulness)

這是察覺當下，並專注在妳的想法、周遭狀態、呼吸的感受及自己身體的實踐。透過正念，目的不是清空妳煩憂的思緒，而是注意這些思緒，承認它們，並想像煩惱流過。

- **此療法能如何幫助我？**愈來愈多的證據顯示，正念能幫助我們面對像是壓力、焦慮、憂鬱及失眠等問題。科學研究也研究了正念對於更年期相關症狀的效用。2019年的文獻研究發現，像是正念及認知行為療法等心理介入措施對於熱潮紅、焦躁、健忘及關節疼痛等症狀有幫助。[5]而共有1,750位介於四十到六十五歲女性參與的研究發現，定期進行正念練習的女性，焦躁、憂鬱及焦慮的程度較低。[6]

- **我如何進行正念課程？**正念可以自己在家進行，但若妳住在英國，國民保健署提供了許多系統性課程，妳

5　C. M. van Driel, A. Stuursma, M. J. Schrovers et al. (2019), 'Mindfulness, cognitive behavioural and behaviour-based therapy for natural and treatment-induced menopausal symptoms: A systematic review and meta-analysis', *BJOG*,126, pp. 330-39

6　R. Sood, C. L. Kuhle, E. Kapoor, J. M. Thielen, K. S.Frohmader, K. C. Mara, S. S. Faubion (2019), 'Association of mindfulness and stress with menopausal symptoms in midlife women', *Climacteric*, 22 (4), pp. 377-82

可以向妳的全科醫師討論相關資訊。不過就像認知行為療法，正念課程的等待者可能很多，預約情況變數很大。但無論妳住哪，妳都可以找到付費的私人課程。妳可以至英國正念教學協會（British Association for Mindfulness-Based Approaches，www.bamba.org.uk）查看合格正念教師的名單。也有易於使用的手機app，如 Headspace（www.headspace.com）以及 Calm（www.calm.com）提供引導式冥想及放鬆練習。

正念練習：身體掃描

這是很適合初學者的正念練習。試著撥出十五分鐘的時間進行此練習，選擇一天中妳知道自己不會被打擾的時間——並記得將手機設成靜音。

躺在地上或床上，讓自己感到溫暖舒適。

1. 伸展妳的大腿，將手臂放鬆放在妳的身體兩側，將手掌朝上擺放。
2. 從專注在妳的呼吸開始——透過鼻子深深地吸氣，再透過嘴巴吐氣。持續進行兩分鐘。
3. 接著，緩慢但刻意地，將妳的專注力放在身體的各個部位，從妳的腳趾開始慢慢向上移動到妳的頭。

4. 專注在妳身體的每個部位的感覺或情緒。

5. 如果妳的思緒飄走了，請注意到這種狀況，並慢慢地
   將思緒導回到妳的身體上。在這個練習之後，妳應該
   感到更加平靜，但如果妳發現自己的思緒飄走了，繼
   續進行——在練習之後一切會變得更為簡單。

凱特，55歲

　　幾年前，凱特還不到五十歲時開始出現更年期前期症
狀。她偶爾會擔心一些事，不過挑戰出現時還能應對。

　　這個情況在她進入更年期前期時改變了。當她每個月
快要來月經前，她開始感到被焦慮感、疲勞及惡化的經前
症候群吞噬。一陣陣無法解釋的焦慮及恐慌發作讓她感到
情緒低落，也影響了她的自尊。什麼時候會引發焦慮是難
以預期的：有次她在超市結帳時只想跑出去。她也開始有
盜汗的症狀，讓她難以入眠，而泌尿道感染的症狀則是前
所未有。

　　為了針對焦慮及其他症狀尋求幫助，凱特向她的醫師
約診。雖然門診時有討論到荷爾蒙補充療法，但只是作為
未來的一個選項。反之，凱特著重在飲食及生活方式改
變。她吃得更健康、服用保健品、減少酒精攝取並進行更
多運動。狀況有改善了一些，但是她的月經變得更加不穩

定，而凱特開始出現疲勞及腦霧的症狀，讓她很難專注。
她發現自己無緣無故地對她的兩個孩子生氣，感到一陣陣
的憤怒，但卻沒有特定對象，而她的性欲開始下降。凱特
說，她的最後一根稻草是開始出現關節疼痛的狀況，尤其
她的腳特別嚴重，讓她很難運動。

　　當凱特來找我的時候，我們談了她的一長串症狀，也
討論了荷爾蒙補充療法對她的風險和效益。我開立了複合
式荷爾蒙補充療法，使用雌激素凝膠和微粒化黃體素，搭
配少量的睪固酮乳膏。睪固酮對於她的健康、體力及性欲
都有幫助。搭配雌激素使用，也幫助她緩解了「腦霧」的
症狀。

　　在她開始進行荷爾蒙補充療法的十八個月後，凱特不
再有恐慌發作的狀況，她有更多的體力，她的自尊也回來
了。大多的生理疼痛都消失了，她也不再有腦霧的狀況。
她說她現在覺得人生又有了意義，而她只希望她有早點開
始進行荷爾蒙補充療法。

增進心理健康的進一步策略

　　女性時常跟我說，他們因為情緒低落，將所有人事物，
包含他們最親近的人，拒於千里之外。其他女性則因為自己
的情緒或情緒爆發影響身邊的人感到相當愧疚。

溝通

妳不需要自己承受這個重擔。向醫事人員諮詢並得到正確的治療是非常重要的步驟，但妳必須向妳的朋友、家人及可信任的同事打開心房。對於愛妳的人來說，看著妳經歷這些生理及心理的挑戰相當難受。我曾看過陪伴女性到我的門診的伴侶潸然淚下，因為他們不知道如何幫上忙。

向他們訴說妳的感覺：教他們妳的荷爾蒙如何影響妳。他們還能做些什麼來幫忙？是否有特定的事情或狀況讓妳的焦慮狀況惡化，而這些事情是否能交由其他人來做呢？

動起來

只要進行正確的治療，妳應該能看到自己的體力改善，妳的生理症狀也會減少。如果妳沒有定期運動的習慣，現在就是將一些運動融入妳日常生活的時候。運動能釋放讓妳感受良好的腦內啡，還有其他健康效益，從提升睡眠品質到保護妳的心臟及骨骼。參考第八章有關運動的內容或許會有一些啟發。但如果妳已經有一段時間沒有運動了，不要在運動的量和頻率上太鑽牛角尖，從像是走路等溫和的運動開始，之後再依狀況而定。

保留自我照顧的時間

當妳正面對情緒低落及焦慮的狀況時，可能會出現負面的感覺，可能包括像是「我無法面對」，或是把可能會發生的事災難化的想法。所以請真正地放過自己吧。在我們的生活這麼忙碌時，我們很多人都覺得放鬆很難，但這非常重要。我的許多病人都認為芳療能讓他們的心情好些，也有助於放鬆。妳可以使用幾滴的精油，並用基礎油（carrier oil）稀釋，便可用於按摩或在泡澡時加一點。事先預約一些妳享受的活動——不管是花時間獨處，看完整套的書或影集、運動或打電話給朋友都行。

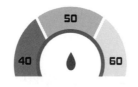

第 七 章
更年期與睡眠

睡眠有困難嗎？那妳找對人了。幾乎每一個來我門診的女性都會抱怨因為睡眠品質不佳而感到疲憊。

看起來很疲憊的患者告訴我他們因為盜汗起床好幾次，通常甚至在真正開始流汗前就起床了。其他人則因為夜尿症（夜晚排尿的需求）而醒來。許多女性即便沒有盜汗，也會在睡眠的前幾個小時醒來好幾次。也有女性很早就準備入睡，但是卻無法入眠，數個小時都只能呆坐著，而他們的伴侶早已開心地發出鼾聲。

荷爾蒙對睡眠的影響不容小覷，在更年期前期及更年期時，高品質的睡眠比以往更加重要。研究顯示睡眠問題對於進入更年期前期及更年期的女性來說相當普遍。[1]因此我們將在本章探究為什麼有這麼多女性因睡眠品質不佳而困擾。

1　F. C. Baker, M. de Zambotti, I. M. Colrain et al. (2018), 'Sleep problems during the menopausal transition: Prevalence, impact, and management challenges', *Nature and Science of Sleep*, 10, pp. 73-95

我們也談談可以改正荷爾蒙問題的治療方式，以及某些能幫助妳進入夢鄉的策略。

睡眠背後的科學

睡眠對於我們的整體健康及保健相當重要。它能減少發炎、協助促進傷口癒合、修復我們的身體，並支持我們的免疫系統。睡眠對腦部健康也非常重要——若我們晚上的睡眠中斷，會影響短期記憶和反應時間。在心理健康方面，它能協助我們面對壓力及憂鬱。

睡眠也可以幫助我們控制我們的血糖濃度及維持健康的體重。研究也顯示，人在睡眠不足時，瘦體素（leptin），也就是讓人感到飽足的荷爾蒙，濃度會降低，而飢餓素（ghrelin）這種刺激飢餓的荷爾蒙濃度會升高。

當談到良好的睡眠如何定義時，人們對於他們睡眠的小時數相當執著。然而，「正常的」睡眠並沒有標準的定義。確保健康的睡眠時數因人而異[2]，也需要參考如妳的年齡等因素。

2　NICE (2020), 'Insomnia: Summary', cks.nice.org.uk/topics/insomnia/#!backgroundSub

重要的是睡眠品質。當我們睡覺時，我們會經過數次的睡眠週期，每個週期都會分成幾個階段。這些階段能幫助我們的腦部和身體恢復及生長，因此睡眠中斷——或無法入眠——會對我們的生理及心理健康造成影響。

高品質睡眠有什麼祕密？

美國國家睡眠基金會（America's National Sleep Foundation）提出四個高品質睡眠的關鍵決定因素：

1. 大部分在床上的時間應該用於睡眠（至少占總時間的85%）
2. 三十分鐘以內入眠
3. 每晚起床次數不超過一次
4. 在開始入眠後，有意織（being awake）的時間短於二十分鐘。[3]

更年期前期及更年期如何影響睡眠？

我大部分的患者都被更年期症狀造成的睡眠問題所影

3　M. Ohayon, E. Wickwire, M. Hirshkowitz et al. (2017), 'National Sleep Foundation's sleep quality recommendations: First report', Sleep Health, 3 (1), pp. 6-19

響。而其中盜汗及熱潮紅位居睡眠問題之首——從個人的經驗來說，我知道這些症狀的殺傷力有多大。在我領悟自己進入更年期前期，並開始進行荷爾蒙補充療法之前，我有好幾個月幾乎每晚都會有可怕的盜汗狀況。我會在半夜起來，滿身大汗，我常常甚至必須更換床單以及睡衣。我沒有盜汗時也會在其他時候起來；只是躺在床上，知道明天會非常累，但卻怎麼也沒辦法再次入睡。

其他可能干擾睡眠的症狀包括關節疼痛，以及像是復發性泌尿道感染及夜尿症等泌尿問題。有這些症狀的女性說這讓他們在晚上時起床，或難以入眠。

與更年期相關的心理症狀也會對我們的睡眠造成毀滅性的影響。許多情緒低落或焦慮的女性告訴我，他們一將頭放在枕頭上，腦筋就轉個不停，或他們會更早起來，擔心工作或家庭生活。

除此之外，我們的荷爾蒙能支持我們的腦部，並確保我們有良好的睡眠品質及長度。雌激素能幫助我們的頭腦製造血清素作為褪黑激素的化學建構組元（building block，又譯為砌塊），幫助調節我們的睡醒週期。黃體素對於睡眠也有幫助。它能增加我們腦內的 γ-胺基丁酸（gamma-aminobutyric acid，GABA），能讓妳的頭腦平靜，並放鬆身體準備睡眠。γ-胺基丁酸活性低時將可能導致失眠或睡眠品質不佳、壓

力及專注力不足，而低睪固酮濃度也可能導致睡眠問題。

改正荷爾蒙缺乏的狀況應該也能改善疼痛，也應該能讓泌尿問題緩解。同樣地，如果妳有復發性泌尿道感染的狀況，妳應該向醫事人員諮詢，以免此狀況其實跟更年期無關。

妳可以怎麼做

妳可以做的第一步就是跟醫事人員談談妳症狀的治療方式。

改正妳荷爾蒙缺乏的狀況

研究顯示荷爾蒙補充療法能改善睡眠品質，使妳能入眠，降低夜晚醒來的次數並減輕症狀。[4]適當的雌激素通常能顯著地改善睡眠。女性通常會注意到他們能更快入眠，在夜晚起床的次數也更少。

4　P. Polo-Kantola, R. Erkkola, K. Irjala, S. Pullinen, I. Virtanen, O. Polo (1999), 'Effect of short-term transdermal estrogen replacement therapy on sleep: A randomized, double-blind crossover trial in postmenopausal women', *Fertility and Sterility*, 171, pp. 873-80

　　許多女性使用微粒化黃體素作為荷爾蒙補充療法的黃體素部分。如我們在第四章討論荷爾蒙補充療法時所述，微粒化黃體素是天然的鎮定劑，所以可能會造成嗜睡，對於有睡眠困難的女性來說，這是具有效益的副作用。

不「補眠」有助於維持就寢時間的一致性

　　沒有什麼比起花了一晚翻來覆去，還得起床面對一整天來得更糟糕。雖然我們的身體能應對偶爾的睡眠中斷，如果妳發現自己在睡眠品質不佳的循環中，就需要面對此問題。

　　許多人都希望睡眠品質不佳的狀況，可以透過隔天早點就寢來補足失去的睡眠。我們也時常試著透過週末睡晚一點來補足週間睡眠品質不佳的狀況。但是用這些方式試著補眠可能會適得其反。

　　若太早上床，妳可能會躺在床上但感到挫敗，導致妳看到床就感到不安，反而無法休息。週末賴床當然是很棒的享受，但是恐怕無法神奇地補足妳一晚又一晚睡眠品質不佳的狀況。

　　一份2019年的研究探討健康成人的睡眠，並將其分為三個組別。其中一組可以有充足的睡眠——連續九晚都有九小時的睡眠。第二組則在這九晚僅能有五小時的睡眠。第

三組則是在前五晚睡眠不超過五小時，週末時他們可以想睡多久就睡多久，接下來的兩晚再度限制他們的睡眠。週末補眠組的體重增加，胰島素敏感性降低，而這是第二型糖尿病的風險因子。[5]

　　一致的睡眠（而非補眠）才是關鍵。這代表在同樣的時間就寢和起床，即便週末也是一樣（抱歉！）。這樣做可以設定妳身體的生理時鐘，也稱為晝夜節律（circadian rhythm）。我們的晝夜節律各有不同，因此找出最適合妳的時間非常重要。如果妳自然地早起，那就早點就寢，反之亦然。設定妳的生理時鐘有助於建立一種生活常態。

寫出妳的憂慮

　　即便妳沒有像是盜汗或泌尿問題等生理症狀，更年期的心理症狀對於睡眠的殺傷力極大。患者告訴我他們會在半夜起，頭腦開始不斷想到他們無法控制的家庭、工作或狀況。這會讓他們感到相當不知所措、焦慮，且無法再度入眠。

5　Christopher M. Depner et al. (2019), 'Ad libitum weekend recovery sleep fails to prevent metabolic dysregulation during a repeating pattern of insufficient sleep and weekend recovery sleep', *Current Biology*, 29 (6), pp. 957-67

凱特琳・平特漢（Kathryn Pinkham）是國民保健署的失眠專家，也是失眠診所（Insomnia Clinic）的創始人。她建議可以每天撥出二十分鐘，寫下腦中的事物——無論是待辦清單、胡思亂想或「如果」類型的憂慮。將它們寫下來，承認它們，如果妳定期這樣做的話，它們就比較不會在入睡前或半夜跑入妳的腦中。

這些年來，我從與我的患者談話中學到，總會有一些狀況或環境我們無法改變。不過，我們可以改變我們面對它們的方式，即便只是承認這些狀況或環境的存在。

溫蒂，48歲

溫蒂在來我的診所之前，她的更年期症狀已持續兩年。她說她感到疲倦，很難專注，好像永遠都快要感冒一樣。

睡眠是她主要的困擾。就算她跟她八歲的兒子同一時間就寢，每天早上溫蒂還是沒有神清氣爽的感覺——反而覺得極度疲勞。她說她偶爾因為晚上的盜汗必須起床。她通常能很快入睡，但是在晚上（以及清晨）會起來好幾次，便很難再次入眠了。她起床時從來沒有充滿電的感覺。

　　這樣壓倒性的疲勞及缺乏活力也影響了她的工作。她描述某次在工作中需要寫重要的商業計畫，讓她「差點被毀掉」，因為她根本無法專注。她常常請假，用的藉口都是她有偏頭痛，因為她無法像她的老闆解釋說她只是很累。

　　如果我們再看看溫蒂的症狀和醫療史，很明顯，進行荷爾蒙補充療法能對她有幫助。在我找出最適合溫蒂的荷爾蒙補充療法劑量及類型後，她的症狀很快就改善了。她發現進行荷爾蒙補充療法的幾天後，她的睡眠改善了，她幾乎不會在半夜起來。這代表她的疲勞也消失了，她可以專注在工作上。

　　溫蒂提到她透過早點睡覺來「補眠」這件事，剛好說明了，早睡或晚起，也無法保證妳一夜好眠。針對症狀進行適當的治療以及一致的就寢時間才是讓睡眠問題一勞永逸的方法。

幫助妳晚上睡得比較好的策略

　　一旦妳針對妳的症狀找出有效的治療方式，試著建立一致的睡眠模式，試著讓轉不停的腦筋安定下來，妳可以試試以下一些策略來維持良好的常態。

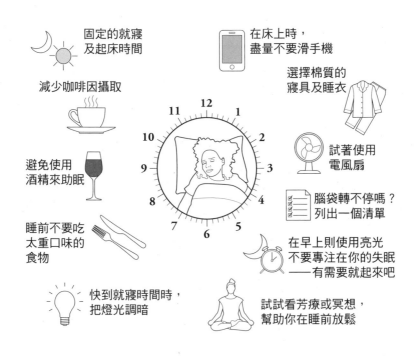

固定的就寢
及起床時間

在床上時，
盡量不要滑手機

選擇棉質的
寢具及睡衣

減少咖啡因攝取

試著使用
電風扇

避免使用
酒精來助眠

腦袋轉不停嗎？
列出一個清單

睡前不要吃
太重口味的
食物

在早上則使用亮光
不要專注在你的失眠
——有需要就起來吧

快到就寢時間時，
把燈光調暗

試試看芳療或冥想，
幫助你在睡前放鬆

睡得比較好的策略

　　這裡不是要給妳一個待辦事項清單，叫妳每晚睡前都一定要做。有些規律是好事，如果睡前活動一下就全然改變，可能會讓妳感到不知所措或焦慮，而焦慮正是妳睡前應盡量避免的。

　　請閱讀以下的建議，找出妳覺得適用於自己的訣竅，之後再依狀況而定。

一整天

• **請注意妳的咖啡因攝取**：我們都知道咖啡因這種刺激物會影響妳的睡眠。我的意思不是說妳必須完全戒掉咖啡，這樣不太實際，但試著了解自己有多常買杯咖啡、茶飲或碳酸飲料。早上來杯咖啡無所謂，但是在中午到下午之間，妳必須設下一個喝最後一杯咖啡因飲料的時間。

當妳在家時

• **思考三餐的時間**：重口味的一餐需要較長的時間消化，但妳不應該在睡前仍感到飢餓。

• **……然後酒不要喝太多**：幾杯紅酒剛開始會讓妳感到昏昏欲睡，而且比較放鬆，但是酒精會讓睡眠週期中斷，讓妳比平常更早起床，隔天感到非常疲勞。

• **放鬆下來並把燈光調暗**：在客廳中使用調光開關，並在快要就寢時間時慢慢地將燈光調暗，這能幫助妳的身體釋放褪黑激素這種睡眠化學物質。

營造理想的睡眠環境

- **思考布料材質**：選擇棉質的寢具和睡衣，讓皮膚保持涼爽，並吸走身體的汗水。有些公司會做雙溫保暖被（split-tog duvets），如果妳躺在較輕的那側時比較舒適，妳的伴侶可以在較重的保暖被下依偎著妳。
- **……然後不要裸睡**：當妳感到熱及麻煩時，脫掉衣服聽起來是很吸引人的提議，但若妳會盜汗，汗水會殘留在皮膚上，妳需要花更多時間來降溫。
- **將電扇放在附近**：試著打開電扇的低檔；它能保持房間涼爽，而噪音又不至於讓妳睡不著。

如果妳半夜起床該怎麼做？

- **改變一下場景**：一直躺在床上讓腦筋轉來轉去是沒有意義的。換一個環境：走到浴室、去廚房給自己弄一杯飲料，或在客廳讀本書。當妳感到再次想睡覺，就回去床上。
- **不要忘記保持一致**：雖然短時間很困難，試著保持一致的就寢及起床時間，就算妳一整晚都沒睡也是一樣。

妳的工作是輪班制嗎？這些可能對妳有效

如果妳的工作是輪班制，那麼面對更年期前期的睡眠問題會特別棘手。當我還是初級醫生（junior doctor）時，週末都需要待命，我可能會從週五早上八點開始上班，直到週一下午五點才會下班。我必須在想睡時對抗自己的晝夜節律並保持清醒，那種感覺我永生難忘。

睡眠協會（Sleep Council）建議，如果妳做的是晚班，試著在妳開始輪班前導入一些亮光。[6]日光會抑制褪黑激素的分泌，妳可以在下班回家時戴上太陽眼鏡，減少暴露晨光。當妳回家時，不要馬上去床上：讓妳自己放空，並吃點輕食。如果妳的家人在家裡工作，請他們盡可能試著降低音量，這樣才不會干擾妳的睡眠時間。

妳可遵循英國衛生安全局（health and safety executive）提供的訣竅：[7]不要用妳的睡眠時間來做家事。若有必要，就改變做家事的次數或天數。

6　The Sleep Council, ‘Sleep Advice for Shift Workers’ ,sleepcouncil.org.uk/ advice-support/ sleep-advice/common-sleep-scenarios/ sleep-advice-for-shift-workers/

7　Health and Safety Executive, ‘Hints and tips for shift-workers’ , www.hse.gov. uk/humanfactors/topics/ shift-workers.htm

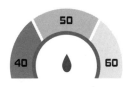

第 八 章

運動以改善更年期

　　更年期前期及更年期會讓我們運動的動力直線下降到低點。畢竟疲勞、關節疼痛、熱潮紅及陰道乾燥等症狀對於積極運動來說一點幫助也沒有。就算患者是有經驗的跑者或單車騎士，他們都說，他們對運動以及想要達到個人最佳成績夢想的渴望，也隨之減弱了。

　　但誠如妳將在本章所看到的，運動是管理妳的更年期前期及更年期是不可或缺的一部分。運動能提升妳的生理及心理健康，也能幫助保護妳的身體免於受到荷爾蒙缺乏所影響。向醫事人員諮詢正確的治療方式後，妳應該就能感受到麻煩的症狀消失，妳進行活動的體力和渴望應該也會恢復。所以無論妳是酷愛健身的人，或已經有段時間沒有運動，讓我們來看看妳可以如何在生活中建立規律的運動習慣。

運動對更年期之前與之後的效益

　　運動能提升妳的心律，並讓身體內的血液流動。為了因

應各種壓力或疼痛，腦部會釋放一種叫做腦內啡的化學物質。腦內啡不僅能作為天然止痛藥，對於情緒也有正面影響，讓妳能有種快感，幫助妳感覺更放鬆、更正面。

運動對於骨質疏鬆症也有助益——女性有更高的骨質疏鬆症風險，這時骨骼會失去力量，並在晚年更容易斷裂。骨骼是活組織，只要我們使用，它就能強化。定期的運動也能降低心血管疾病及失智症的風險，同時幫助我們維持健康的體重。

我的運動目標應該設在哪裡？

目前的指導方針建議，年齡介於十九歲到六十四歲的成人，每週應該進行五次，每次半小時的中強度運動，加上每週至少兩次的重量訓練。[1] 中強度運動的例子包括健走、網球、騎單車，甚至是修剪草坪。重量訓練包括使用彈力帶、伏地挺身、仰臥起坐和舉重。

若妳有陣子沒運動了，別害怕。慢慢開始運動，直到達到這個標準。就算是每天散步的最後加上幾分鐘的跑步也是

---

1 NHS (2018), 'Physical activity guides for adults', www.nhs.uk/ live-well/ exercise

進步。

在更年期前期及更年期時，哪些運動是重要的？

除非妳的醫事人員告訴妳必須避免某項運動，不然所有的運動對於妳的健康與保健都有幫助。

此外，有兩種運動特別有助於骨骼健康。第一個是負重運動，也就是讓骨頭支撐妳的重量。好的負重運動包括健走、跳舞及有氧運動。負重運動多樣化對骨骼有幫助，妳可以透過變換動作、方向及運動來達到這個目標。

第二種是力量運動，也就是用妳的肌肉來拉動妳的骨頭。妳的骨頭將會透過自我恢復，或維持或強化其強度來因應這樣的拉力。力量運動的例子包括瑜珈、皮拉提斯及重量或負重帶相關的運動。重點是找出妳能樂在其中的運動，讓妳更有可能持續做下去——無論是舞蹈課，或在其他家人起床前看YouTube做一組運動。

骨骼鍛鍊運動

請記住在運動前後要進行暖身及緩和運動，避免受傷。

1. 仰躺，雙手放在兩側，彎起膝蓋，稍微分開臀與腳的距離，並將雙腳平放在地上。

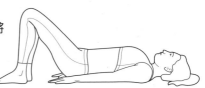

2. 拉緊妳的腹部及臀部肌肉，將臀部從地板往上，提向天花板方向。將妳的肩膀保持在地面上，把膝蓋靠攏，讓肩膀和膝蓋呈一直線（如果妳這樣做時還感覺舒適）。

3. 保持 5 秒鐘，然後慢慢往下到地面。

4. 重複 10 次。

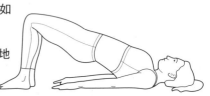

橋式

1. 站立時，雙腳與肩同寬，並雙手往前舉起以保持平衡。

2. 彎曲膝蓋，就好像妳要坐上椅子，當妳的大腿與地面平行時，停止動作。維持背部挺直，確保妳的膝蓋往前時不會超過妳的腳趾。

3. 恢復站姿，並重複 10 次。

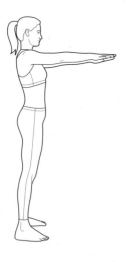

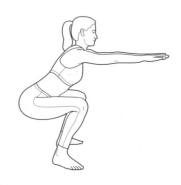

深蹲

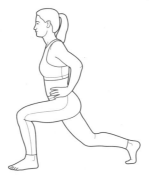

1. 直視前方，一腳往前站，蹲低臀部，直到膝蓋彎曲至 90 度。

2. 請注意，弓箭步時不要讓妳的前膝超過妳的腳趾，並隨時保持上半身挺直。

3. 換腳，並重複進行動作共 10 次。

弓箭步

我該穿什麼？

　　妳不需花大錢買所有的新運動服飾，但請注意妳在運動時穿的服裝，這樣才不會加遽症狀，也能享受活動的樂趣。

- 如果妳有熱潮紅的問題，購買能讓空氣流通、並讓濕氣蒸發的材質，或直接選擇棉質的衣物。
- 穿著合身、有支撐性的鞋子能保護妳的關節，也不會將過多的壓力放在腳、腳踝或膝蓋上。
- 如果妳有陰道乾燥的問題，請避免穿太緊身的衣服。

設定妳自己的目標──但不要跟年輕的自己競爭

或許十或十五年前，妳還能跑馬拉松。但請記得，更年期前期及更年期造成的荷爾蒙缺乏真的會讓妳筋疲力盡。女性通常會跟我說他們的耐力降低，他們更快就感到累，而且他們的肌肉和關節在運動後會比之前酸痛更久。如果妳最近開始進行荷爾蒙補充療法，妳的症狀會需要一段時間才減輕，但好消息是，許多進行荷爾蒙補充療法的女性都感覺自己的耐受力有所提升。先幫自己設定小目標，直到妳體力恢復後，妳可以慢慢增強運動的程度及頻率。

- **找到適當的時間**：將運動安排到日常規劃中，就像規劃會議一樣。讓運動成為一天的一部份，而不是塞入妳的優先事項清單的額外事項中，等著被劃掉。時機非常重要：在早上挪出二十分鐘會比將運動留到較晚的時間來得好嗎？妳可以在午餐時做運動嗎？
- **不需要極端地認為只有做或不做兩個選項**：試著將一些運動融入每天的日常生活，可以是在妳有空時走路或騎單車、走樓梯或在妳工作時每幾個小時就起身伸展。
- **將力量運動融入妳的日常生活**：試著在其他活動加入

一些力量運動。我有時候會做像是深蹲之類的簡單運
動，或我在早上吹頭髮或等待熱水壺的水滾時用單腳
站立。我的老公及女兒們當然也會給我奇怪的眼神，
但我能因此用保持我骨頭及肌肉強健的重複動作來填
補我的空檔時間。

- **休息一下**：如果我們在工作時把自己逼得太緊，我們
  就有可能疲勞過度，身體也是一樣。放一天假對於幫
  助我們的肌肉復原非常重要。

對自己好一點

在更年期前期及更年期時，我們通常也正在被工作、伴
侶、孩子及親戚往不同方向拉扯，使得只為我們自己做些事
變得不可能。但是運動是對於我們的健康及保健的重要投
資。讓自己有些空間照顧自己並運動，但是如果某週比較忙
碌，生活讓妳無法運動的話，也請對自己寬容一點。

瑜珈

我已練習阿斯坦加瑜伽（Ashtanga yoga）很
久了，近年來它變成了幫助我掌握更年期以及提升
健康的重要方式。

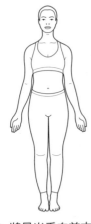

1. 雙腳同時站高，手臂自然放在兩側。

2. 將目光看向前方某物，呼吸幾次，用鼻子呼吸，用嘴巴吐氣。

慢慢地從地板抬起妳的右腳，將腳掌放在左大腿內側。

腳趾應該往下，臀部朝前。

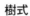

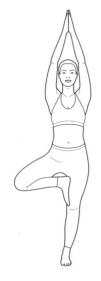

3. 吸氣，並高舉手臂朝向天花板，手掌靠攏。維持姿勢直到進行幾次的呼吸。

將手臂放下，慢慢地將右腳往下滑至地面。

抬起左腳，並重複以上步驟。

樹式

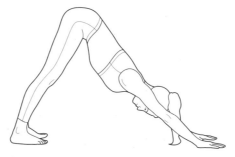

1. 從妳的手和膝蓋開始,將腳趾放在下面,往上抬臀,直到妳的身體呈現三角形。使用妳的核心及腳的力量,並盡量地把重量帶回來。

2. 保持這樣的姿勢呼吸 5 ～ 8 次。每次呼吸時,試著將腳跟往瑜珈墊的方向壓。挑戰自己每次都再進步一點,但是不要做任何讓身體覺得不舒服的事。放下腳,再重複兩次。

下犬式

1. 從跪趴姿勢開始。

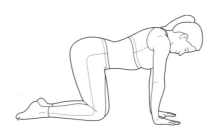

2. 慢慢地將妳的臀部向後壓向腳踝處。兩手同時往前滑,將額頭放在地面上。

3. 保持此姿勢至少 30 秒,然後回到最剛開始的姿勢。

嬰孩式

　　我從來不喜歡去健身房，而瑜珈則很適合我的工作及家庭生活。

　　只要規律執行瑜珈動作（也稱為姿勢，posture），就能強化我們的肌肉，包括核心及骨盆底層肌肉，也有益於我們的骨質密度。瑜珈對於心理健康也好處多多：專注在呼吸能減少焦慮，並帶給妳一種平靜的感覺。在我診所參加瑜珈課程的女性都說瑜珈能改善睡眠障礙及熱潮紅。

　　如果妳之前沒有試過瑜珈，我強烈建議妳試上一堂課，看看妳是否能樂在其中。同時，看看我在前幾頁介紹的姿勢，這些我最愛的姿勢很適合初學者，妳能舒服地在家中嘗試。

　我希望本章的這些訣竅能提供妳工具及靈感，讓妳將更多的運動帶進生活。它的生理及心理益處不容忽視。依照妳的腳步進行運動，將運動當成每天會進行的習慣，最重要的是，玩得開心！

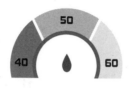

第 九 章
在更年期時將營養最佳化

　　妳無法預測妳什麼時候會進入更年期,或妳會經歷哪一些症狀。但是妳可以控制妳自己的飲食。吃正確的食物能強化妳的骨骼,提升心血管系統的健康並調節情緒。

　　若加上運動(如同先前章節所提到的),均衡的飲食便能維持健康的體重,並控制中年發福,也就是當妳的新陳代謝減慢,妳的身體在因應雌激素濃度下降時,試著透過脂肪細胞儲存雌激素的狀況。無論妳正處於更年期,或正為更年期前期做準備,請利用這段時間評估妳的整體飲食。

　　我不是在倡導妳應該開始進行應急的節食,或希望妳過度地計算卡路里。我們在本章會討論妳身體在這段期間所需的重要營養以及食物選擇,以及妳可以採取哪些簡單的行動,讓妳保持營養又強壯,以因應更年期並提升妳的未來健康。

為什麼該是時候重新思考
妳看待食物的方式

　　我在診所中看到許多女性認為自己被困在不健康的飲食循環中。對某些人來說，食物與酒精是他們自我撫慰的方式，或在一天辛苦之後的獎勵。對其他人來說，疲勞的狀況會影響他們選擇的食物，且時常選擇咖啡因或糖，給自己快速的體力增強。

　　如果妳感到疲累、疼痛或又有熱潮紅的話，妳可能不會想要花數小時煮飯。不過，攝取高糖份、高鹽份及高飽和脂肪含量的加工及簡便食品，只會讓妳感覺遲緩及不滿足。妳若能愈快將食物看成藥物的形式之一愈好。好的更年期護理不只是貼上貼片或服用藥錠而已。

　　在我的診所，我們針對更年期採取全面的治療方式——完善的營養建議便是此治療方式的核心。這是因為我們在更年期前期及更年期時所吃的食物，會直接影響我們的身心如何面對改變的挑戰，也會影響我們的未來健康。

　　良好的飲食應該是均衡且多元的：像是充滿維他命及營養的新鮮水果及蔬菜、高纖維且能提供我們能量的全穀食物、不飽和脂肪及油脂，以及瘦肉及魚肉。

寫下食物日記

持續幾天寫下所有妳吃過、喝過的東西，評估看看妳自己的飲食有多多元。保持誠實並尋找有差距的地方。妳是否喝了足夠的水（每天大約六到八杯）？妳是否攝取多元的水果及蔬菜？妳的是否三餐健康，但傾向吃點心或加工食物使妳感到沮喪？

妳的身體要健康快樂度過更年期前期及更年期所需的營養

以下我們會更詳盡地討論能滋養並保護妳身體的重要營養，妳的目標攝取量，以及妳如何將這些營養加入每日的飲食中。

鈣

鈣能補充以及維持我們的骨骼——事實上，身體中99%的鈣都儲存在我們的骨頭中。這是我們人生中非常重要的礦物質，但它對於我們的更年期及更年期後期尤其重要，因為缺乏雌激素會增加我們骨質疏鬆症的風險。

- **我需要攝取多少？** 指導方針建議十八歲到六十四歲的女性每天需要大概 700 毫克的鈣，並且應該能透過均衡飲食攝取足夠的鈣。[1]
- **我如何攝取鈣？** 牛奶、起司及優格等乳製品都是知名的重要鈣質來源，但其他還有綠葉蔬菜、大豆、堅果及魚類。

維他命 D

維他命 D 能幫助鈣質吸收，因此能維持骨骼強壯。大多數的維他命 D 是透過曬太陽所攝取的——當皮膚曝曬在帶有充足紫外線 B（UVB）的陽光下（通常在夏季月份），便會合成維他命 D。

- **我需要攝取多少？** 指導方針提到每個人在一歲後，每天應該攝取大約 10 微克的維他命 D。
- **我如何攝取？** 在食物中，天然的豐富維他命 D 來源較少，不過蛋黃、肉類、動物脂肪、肝臟、腎臟，以及

1　Public Health England (2016), 'Government recommendations for energy and nutrients for males and females aged1-18years and 19+ years', assets. publishing.service.gov.uk/government/uploads/system/uploads/attachment_data/file/618167/government_dietary_recommendations.pdf

鮭魚及鯖魚等油脂豐富的魚類中也有。保健品非常重要，因為要從飲食中攝取足夠的維他命D相當困難，而我們也無從得知透過皮膚能製造多少維他命D。在英國，建議每個人超過四歲後，在九月到四月期間服用維他命D保健品。[2]

鎂

鎂是全身，包括骨頭、腦部及肌肉都會用到的礦物質。它能將我們所吃的食物轉換為能量，平衡我們血液中的葡萄糖，並調節情緒、促進放鬆及助眠。鎂也與建立強健的骨頭有關，因為鈣及鎂相互合作。

- **我需要攝取多少？**指導方針建議，介於十九歲到六十四歲的成年女性，每日應攝取270毫克的鎂。
- **我如何攝取？**鎂可以從綠葉蔬菜、堅果、種子、南瓜、全穀、豆類中攝取。請注意，酒精、咖啡因飲品及像是抗生素等藥物，以及壓力都會影響鎂的吸收。

2　Scientific Advisory Committee on Nutrition (2016), 'Vitamin D and Health', assets.publishing.service.gov.uk/government/uploads/system/uploads/attachment_data/file/537616/SACN_Vitamin_D_and_Health_report.pdf

　　妳可能也要考慮服用高品質的鎂補給品──許多與我
談過的女性都認為這能助眠，並減少頭痛及偏頭痛的
頻率。

低 GI 食物

　　升糖指數（GI）是醣類食物（身體主要能量來源）的分
級系統。高 GI 食物能較快消化，導致身體在短時間內釋放
出大量的血液葡萄糖，可能造成食糖後興奮感（sugar
high）或情緒波動。反之，低 GI 食物消化較慢，以較穩定
的速率釋放能量，能穩定血液葡萄糖及情緒。

* **我應該吃哪類的低 GI 食物？**試著避免食物中的精緻
  澱粉，像是白麵包、白米及披薩。若轉換成全穀麵
  包、糙米、豆類或番薯這類低 GI 碳水化合物，可以
  維持血糖濃度。妳可能也會發現規律的少量多餐也會
  協助抑制情緒波動。

纖維素

　　纖維素是一種碳水化合物。它是水果、蔬菜及穀物的一
部份，且無法被妳的胃消化。纖維素能幫助消化、避免便

秘，讓我們感到飽足，並且促進腸胃好菌的增長。它也有更
多重要的健康效益：它能降低心臟病、中風、第二型糖尿病
及腸癌的風險。

- **我需要攝取多少？**目前英國的指導方針建議成人每日
  應攝取30克的膳食纖維作為健康飲食的一部份。以
  實例來說，兩片穀物麵包大概含有5克纖維。
- **我如何攝取纖維？**良好的纖維來源包括水果及蔬菜、
  全穀義大利麵、布格麥（bulgur wheat）及糙米等全
  穀，以及豆類。<u>小訣竅</u>：如果妳正增加妳飲食內的纖
  維量，請緩慢且穩定地進行；突然地在飲食中加入大
  量纖維素可能會導致脹氣。

Omega-3

　　Omega-3是食物及保健品中的飽和脂肪酸。共有三種主
要類型：ALA（α-亞麻酸，alpha-linolenic acid）無法由人
體製造，因此只能透過食物攝取；EPA（二十碳五烯酸，
eicosapentaenoic acid）及DHA（二十二碳六烯酸，
docosahexaenoic acid）則可用ALA在體內製造，也可透過食
物攝取。Omega-3有許多效益：它對情緒、循環都有益處，
且能抗發炎。

- **我需要攝取多少？**鯖魚及鮭魚這類含油量高的魚是 EPA 及 DHA 的主要來源，妳應該每週至少攝取一份含油量高的魚類。
- **我如何攝取 Omega-3 ？**如果妳不吃魚，也可透過植物油、油菜籽及亞麻籽，以及胡桃、核桃及榛果等堅果，和綠葉蔬菜或保健品攝取。

植物雌激素（Phytoestrogens）

　　植物雌激素是與我們體內自然分泌的雌激素結構相似的植物性化合物。可從各種食物中攝取植物雌激素，包括黃豆、豆子及小扁豆等豆類，以及堅果和種子。

　　我們攝取的植物雌激素會在腸胃吸收，進入血液中，並附著在我們全身的雌激素受體上，產生類似雌激素的效應。將研磨的亞麻籽撒在妳的早餐稀飯或麥片中，或當作醬料的天然增稠劑，都是能將植物雌激素加入飲食的好方法。

　　植物雌激素被認為對熱潮紅有幫助。[3] 然而，

3　M. N. Chen, C. C. Lin, C. F. Liu (2015), 'Efficacy of phyto estrogens for menopausal symptoms: A meta-analysis and systematic review', *Climacteric*, 18 (2), pp. 260-69

比起天然雌激素或與人體成分相同的雌激素，它的效應較弱。

異黃酮是一種可透過保健品補充的植物雌激素，但是不建議有乳癌的女性服用，因為尚無研究證據支持其安全性。

對腸胃好一點

我在我診所內常聽到的抱怨就是女性常有持續脹氣、絞痛、便祕或腹瀉的狀況。很少女性知道這些症狀其實跟更年期相關。

我們知道荷爾蒙跟一切都有關係，從調節我們的月經週期到調節我們的情緒。而我們的腸胃系統——與消化或提取食物中重要營養及能量的網路——也不例外。我們腦部中的一部份被稱為下丘腦（hypothalamus），與控制腸胃系統（常被稱為腸胃）有關。下丘腦含有雌激素受體，因此當更年期雌激素濃度波動時，就會對於腸胃功能產生連鎖效應，有時候則會導致痛苦的症狀。

我該如何幫助我的腸胃？

腸胃功能不良就無法好好地吸收養分，妳體內的鈣及鎂等營養就有耗盡的風險。

1. **改正妳荷爾蒙缺乏的狀況**：向醫事人員諮詢妳是否能將荷爾蒙補充療法當作治療選項。

2. **攝取好菌**：也就是益生菌食物，像是洋蔥、蒜頭、蘆筍、朝鮮薊、菊苣及香蕉，能提升妳腸胃內「好菌」的增生。好菌能提升免疫力、能量及情緒。

   益生菌食物為具有活菌及酵母的發酵食物，能幫助平衡腸胃內的菌。益生菌食物包括活性優格、德式酸菜、韓國泡菜及活性蘋果醋。如果妳喜歡甜食，妳可以試試康普茶（kombucha）這種帶有微微氣泡的發酵茶，如果妳想喝些氣泡飲或甚至一杯紅酒，都可以試試這種提神醒腦的飲料。

需限制的飲食選項

- **超加工食物（ultra-processed food）**：像是即食食品、蛋糕及酥皮糕點這類食物，不僅高糖、高鹽及高反式脂肪，營養價值也不高。妳應該不會太訝異，研究顯

示，定期食用超加工食物，可能會導致心血管疾病風險增加以及體重增加。偶爾吃一次沒關係，但如果妳定期吃這類的食物，妳必須進一步檢視妳的食物日記。妳吃完這些食物的感覺如何？妳是否在不久後就想要吃另一種點心了？

- **酒精**：我們上年紀後，身體對於酒精會愈來愈敏感，這是因為體內能稀釋它的水份變少了。酒精或許能讓妳在忙碌一天之後放鬆，但長期下來對於妳的情緒和心理健康有負面影響。許多更年期女性都認為酒精會引發或增加熱潮紅或頭痛的嚴重性。它也會影響睡眠品質。

　　「適量」及過量的酒精攝取有所不同，前者不會讓健康風險增加，後者則有許多潛在的風險。請記住適量是關鍵：研究顯示超過一小杯的紅酒（或一瓶啤酒或一口烈酒），就會被認為是「過量」。攝取超過這樣的量就會增加妳多種癌症、心臟病、肝病、骨質疏鬆症、肥胖及憂鬱症的風險。

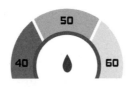

第 十 章
因癌症治療而進入更年期

　　被診斷出癌症時，通常處於非常動盪、不穩定及改變的時期。在妳被診斷之後，其中一個妳可能沒有想到的改變便是早發性更年期。

　　如果妳被診斷出婦科癌症（子宮、卵巢、子宮頸、陰道、外陰道），那麼特定類型的化療、放射治療或手術可能會導致更年期的症狀。在乳癌及其他雌激素受體（estrogen receptor，ER）陽性的癌症治療時，某些藥物會阻斷特定荷爾蒙的作用，讓妳在治療時出現更年期症狀。

　　自然的更年期通常會持續數月或數年，相反地，醫學治療造成的更年期症狀會突然發生。如同我們於下述的案例凱莉所述，「對我來說，這不是更年期（menopause）：是月經突然停止（meno-stop）了。」

　　熱潮紅、陰道乾燥及情緒改變等症狀，再加上癌症診斷及治療，將是令人痛苦的狀況。但好消息是，大部分的女性都能有效地應對這些症狀，同時對抗癌症，並且保持癌症以外的未來健康。

為什麼癌症治療
可能影響我進入更年期的時間？

特定癌症治療會讓卵巢運作不佳（無論是暫時或永遠的）並且更早出現更年期症狀。

- **手術：**包括切除單邊或雙邊卵巢的卵巢切除術；妳可能也會在子宮切除術時切除單邊或雙邊卵巢。若進行子宮切除術，但保留卵巢，也有可能讓更年期提前。
- **化療類型：**化療不只消除癌症細胞，也會對於我們體內健康細胞造成損害。女性的卵子很容易受到某些類型的化療效應影響，並會導致卵巢失能及早發性更年期。導致此狀況的原因是化療的劑量及長度，以及採用的化療類型。若女性因任何原因（如年長）導致卵子的存量原本就不多，就更有可能發生這樣的狀況。
- **骨盆部位的放射治療：**大部分化療都針對全身執行，但放射治療則通常針對特定部位進行。針對卵巢部位附近進行的放射治療可能會對卵巢功能造成極大影響。高劑量放射線治療可能會破壞卵巢內某些或所有卵子，引發更年期症狀。就算放射線治療沒有直接對準卵巢，放射線也有可能被卵巢吸收並導致破壞。

· 乳癌的荷爾蒙療法方式：請參考以下文字。

荷爾蒙療法

　　某些乳癌被稱為荷爾蒙受體陽性癌症。有荷爾蒙受體陽性癌症的女性通常會進行荷爾蒙療法。治療的運作方式比起單純阻斷體內的荷爾蒙更為複雜，而不同的藥物也有不同運作方式。妳所接受的荷爾蒙療法的類型通常取決於：

- 妳的癌症分期及分級
- 癌細胞對哪種荷爾蒙敏感
- 妳的年齡
- 妳是否已進入更年期
- 妳正進行的其他治療。

　　荷爾蒙療法通常在手術及化療後進行，但某些狀況下也會在手術前進行，以幫助縮小腫瘤。通常建議大部分的女性在手術後進行至少五年的荷爾蒙療法。荷爾蒙療法包括：

- 泰莫西芬：若有特定類型的乳癌及子宮癌的女性，建議每日以藥錠或藥水服用此荷爾蒙藥物。
- 芬香環酶抑制劑（Aromatase inhibitor）：此藥

錠能阻斷芳香環酶，協助身體在更年期後分泌雌激素的物質。

- 卵巢剝除或抑制：這會讓卵巢停止運作，進而停止分泌雌激素。卵巢剝除透過手術或放射治療進行，將永遠停止卵巢的運作，導致女性進入更年期。

  卵巢抑制的進行方式為每月注射稱為戈舍瑞林（goserelin）的藥物。妳在治療時月經會停止，一旦療程結束後，月經應該會再次開始。不過，如果妳已接近自然更年期的年齡（大約五十一歲），妳的月經可能不會再次開始。

其他常見問題

以下是一些正接受癌症的女性常會詢問的問題。

我因為治療而進入早發性更年期的機率有多高？

可能性依據妳的年齡、治療類型及家族史而定。

在我的診所，以及我為了提升更年期意識進行的工作中，我曾跟許多罹患癌症的女性談過，包含十幾歲到五十幾

歲的女性，仍沒有確定的答案。就像自然更年期的時機一樣，每位女性的案例都是獨特的。

我的更年期是暫時的還是永久的？

同樣的，這需依據妳的年齡及治療類型而定。如果妳進行了卵巢切除術或子宮切除術，切除了兩邊的卵巢，無論妳的年齡為何，妳都可能會馬上進入更年期。如果在卵巢切除術後妳保留了其中一邊卵巢（或在子宮切除術後，仍保留兩邊的卵巢），妳有可能在接受手術五年內經歷更年期。

在骨盆放射治療或化療後的更年期可能是暫時或永久的。需依據妳的年齡還有多久應該進入自然更年期，以及放射線的劑量以及使用的藥物類型等而定。卵巢抑制也可能是暫時或永久的，依據妳的年齡還有多久應該進入自然更年期而定。

如果妳的更年期是暫時的，妳的月經應該要數個月或甚至數年後才會重新開始。

我的生育能力會被影響嗎？

即使妳可能沒有想過或擔心生育能力的問題，妳的醫事

人員應該也要跟妳談論療程是否會影響妳的生育能力。

　　我看到我診所內許多女性都將癌症及治療作為優先事項。生育能力的問題沒有被完整的討論到，可能是因為他們還年輕，或他們在診斷時沒有伴侶，因此並沒有考慮在可見的未來是否想要孩子的問題。當然也有可能是妳在可見的未來不想要孩子，甚至完全不想要孩子。但是針對妳個人的狀況，依據妳的年齡及治療方式進行討論仍然是非常重要的。

　　可惜的是，我曾與許多女性談過，他們的情況有所改變，但是因為他們沒有過這類的討論，他們發現因為他們的卵巢已經不可逆地被破壞或移除，因此已經來不及生個孩子了。

我可能會遇到那些更年期症狀？

　　妳的症狀可能會跟自然更年期類似，不過症狀可能比起其他女性更為嚴重。罹癌女性最常見的更年期症狀包括：

- 熱潮紅
- 疲勞
- 關節疼痛及僵硬
- 盜汗

- 情緒改變
- 經期改變
- 陰道乾燥及其他陰道及泌尿症狀。

早發性更年期也會增加妳骨質疏鬆症及心血管疾病等長期風險。

我該如何知道我的症狀是因為更年期或我治療的副作用呢？

其實很難分辨症狀是療程的副作用或是更年期症狀。舉例來說，估計十位女性中有九位會因為療程或癌症而產生與癌症相關的疲勞。[1]熱潮紅、關節痠痛、腦霧、泌尿道感染及陰道乾燥都是癌症治療的已知副作用。熱潮紅是化療的常見副作用，而陰道乾燥則是服用泰莫西芬這種荷爾蒙療法藥物女性的特定問題（雖然這通常跟藥物的副作用會阻斷雌激素有關）。

而癌症診斷及治療也會對妳造成心理的影響。進入早發

1　Macmillan Cancer Support (2018), 'Tiredness (fatigue)' ,www.macmillan.org. uk/ cancer-information-and-support/impacts-of-cancer/tiredness

性更年期的年輕女性應該進行骨質密度檢查以及濾泡刺激素
測試來幫助診斷。盡早跟醫事人員討論生理及心理健康的顧
慮相當重要。

如果可以的話，請用網站（www.menopausedoctor.co.uk）
或我的手機app「Balance」上的更年期症狀表來記錄妳的症
狀，並跟妳的醫事人員討論──讓妳更完整了解自己症狀
的類型、頻率及嚴重性，協助妳規劃治療方式。

如果我需要幫助，可以到哪裡求助？

更年期指導方針清楚說明，女性若因醫療或手術治療而
進入更年期，應受協助。妳應該在進行治療之前就得知更年
期的相關資訊，且理想上應該被轉診到更年期相關專業的醫
事人員進行諮詢。妳應該會討論：

- 早發性更年期的風險
- 妳的生育能力可能會被怎樣影響
- 常見的更年期症狀
- 更年期的長期健康影響
- 避孕建議

可惜的是，女性通常沒有得到建議。如果妳沒有取得妳

需要的資訊及協助，請要求轉診讓專科醫師協助。

有備無患

妳應該詢問妳的醫療團隊五個關鍵問題：

1. 我的療程是否會引發更年期症狀？
2. 這會是暫時的還是永久的？
3. 我什麼時候會被轉診給具更年期專業的醫事人員？
4. 如果我的更年期症狀影響到我的日常生活，我可以進行什麼療程？
5. 如果有適用的療程，療程將會對我的生育能力有什麼影響？

治療方式

如果妳因為癌症治療進入更年期，請不要默默承受。妳的症狀或許會突然開始，因此有可能比其他女性更為嚴重，而且其實妳也有可選擇的治療選項。跟妳的醫療團隊討論並記錄妳的症狀，如果妳覺得妳的需求沒有被聽進去，則請要求轉診給更年期專科醫師協助。

荷爾蒙補充療法

　　荷爾蒙補充療法能在幾周內處理大部分的症狀，不過陰道及泌尿症狀可能需要三個月甚至一年才能緩解。荷爾蒙補充療法也能避免骨質疏鬆症及心血管疾病，這對於早發性更年期的女性來說特別重要。如果妳罹患的不是荷爾蒙依賴型癌症，妳應該能進行荷爾蒙補充療法。請向醫事人員諮詢妳個人的狀況，讓妳在下決定之前知悉全部資訊。

　　如果妳正在進行荷爾蒙補充療法，但是幾個月內症狀仍然沒有改善，請與醫事人員談談。若妳在相對年輕的年齡便進入更年期，代表妳身體對荷爾蒙的需求高於年長的女性。妳的荷爾蒙補充療法劑量可能太低——許多年輕女性的荷爾蒙補充療法劑量常是年長女性的兩倍甚至三倍，因為他們的荷爾蒙濃度在年輕時便較低——因此妳的劑量或攝取方式可能需要調整。

　　若妳患有荷爾蒙依賴型癌症，妳仍有機會能進行荷爾蒙補充療法，目前未有任何具公信力的證據顯示，女性進行荷爾蒙補充療法後會產生更糟的後果。進行荷爾蒙補充療法需要妳及更年期專科醫師共同達成個人化的決定。進行荷爾蒙補充療法有許多好處，許多正在經歷惱人症狀的女性都願意承受潛在的風險，以換取更舒適的感覺及未來的健康效益。

其他療法

如果妳無法或選擇不進行荷爾蒙補充療法的話，也有一些處方醫療方式可以改善症狀。

有些女性認為他們在停止或改變癌症的荷爾蒙療法後症狀有所改善。通常建議女性停止接受荷爾蒙療法大約六週的時間，以確認他們的更年期症狀是不是由於荷爾蒙療法的副作用所產生。如果妳在經過這段時間的確感到好一些，請與妳的醫師討論是否停止治療或使用其他的荷爾蒙療法。其他的療法包括景普朗或文拉法辛等特定抗憂鬱藥，它們可以改善熱潮紅，但可能會有像是反胃等副作用。

認知行為療法（請見第六章）可幫助更年期相關的情緒改變，均衡飲食及規律運動也是關鍵。

睪固酮

睪固酮除了可以調節性驅力，也能幫助妳的情緒、記憶及專注力。不是所有女性都需要睪固酮，若妳正在進行荷爾蒙補充療法，且覺得這些症狀沒有改善，請與妳的醫事人員談談。睪固酮通常是乳膏或凝膠的形式，有時候會是植入式避孕器。

陰道乾燥及泌尿症狀的治療方式

　　局部雌激素會以乳膏、凝膠、陰道藥錠或雌激素環的方式放入陰道，能協助緩解症狀。使用這種雌激素跟進行荷爾蒙補充療法不同，因此不會有一樣的相關風險。大部分的女性都能安全、規律地長期使用，這相當重要，因為症狀可能會在後更年期時繼續出現，通常在妳停止治療後也會開始出現。曾罹患雌激素受體陽性癌症的女性通常仍然可以安全地使用陰道雌激素。

　　針對乾燥症狀的其他治療選項包含非荷爾蒙陰道保濕霜及性愛時的潤滑液。這些產品都可以在藥局櫃台買到，有可能是搭配荷爾蒙販售，或獨立販售（請參考第三章針對不同類型及推薦品牌的更多詳細說明）。

　　妳的症狀應該在治療幾週或幾月後有所改善。如果妳的症狀沒有改善，請預約醫事人員門診，症狀有可能是因為其他原因造成。

凱莉，42歲

　　凱莉在三十八歲時被診斷出子宮癌。診斷對她來說相當震驚：她的兒子只有九歲，那時是初春，她正忙著籌備秋天舉行的婚禮。凱莉被告知治療成功及失敗的機會是一半一半。她也被告知她可能在治療之後無法生育，但治療時間是關鍵，因此她沒有時間凍卵。她將精力放在保持樂觀以及盡量保持健康上，幫助她的身體度過艱難數次化療及放射治療療程。

　　幸好，治療很成功，凱莉在她十月的婚禮之後一個月收到了癌細胞全部清除的通知。在她第一次回診時，大概是她收到癌細胞全部清除通知之後的一個月，她的腫瘤專科醫師詢問她感覺如何。凱莉沒有任何癌症類型的症狀，但是她的關節很痠痛——就連她的手指也是——她會在說句子到一半時就忘記剛剛想說什麼。「我感覺我已經七十歲了，」她回憶時說道。

　　她的腫瘤專科醫師回答，這是因為她的身體現在就是七十歲了。因為癌症治療的關係，凱莉的身體不會再分泌性荷爾蒙，缺乏荷爾蒙會造成全面的影響，從她的關節到記憶都是。對於凱莉來說，這不是更年期；這是突然且劇烈的經期停止。她不是走過更年期——她是直接跳過了更年期，體內的荷爾蒙也所剩無幾。

　　她的腫瘤專科醫師跟她說，她必須要進行荷爾蒙補充療法——她的健康就仰賴此療法了，醫師說會幫她開立證明給她的全科醫師。即便有了這樣的建議，凱莉的全科醫師看起來仍感到相當害怕，只開立了最低劑量的荷爾蒙補充療法給她。她也被開立了諮商療程及抗憂鬱藥。凱莉私下已有安排諮商，她拒絕醫生抗憂鬱藥的處方，從她先前的經驗，她知道抗憂鬱藥不適合她。

　　經過反思及研究後，凱莉了解到她沒辦法繼續以前的生活模式——她正試著在新職涯上穩步發展，但比起給人留下正面印象，她常常感到快要哭出來、全身痠痛，沒辦法記住字詞或總是感到疲累。她還不到四十歲。她沒有準備好要這樣生活，或繼續忍受她的全科醫師說，她會因為治療經歷某些副作用。

　　她必須要爭取轉診給荷爾蒙補充療法專家，在她的腫瘤專科醫師再次幫她開立證明後，她終於被轉診給當地醫院的專科醫師。測試結果顯示，她無法從荷爾蒙補充療法中吸收荷爾蒙，因為她的貼片沒有辦法貼牢。她試了其他的形式及劑量，雖然症狀有一些改善，但是凱莉仍認為自己值得更好的生活。她對網路上的資訊感到不知所措，幾乎要放棄了，然後她向我的診所預約了門診。

　　我們調整了凱莉的荷爾蒙補充療法，增加她雌激素的劑量，並增加睪固酮，而她的症狀現在已經減輕了。她覺

得她的生活回來了：她在專業領域上出類拔萃，已經處理某些壓力極大的工作挑戰，而這些在之前根本是不可能的事。

　　凱莉憤慨地說，進入更年期的女性應該在最一開始就接受專家的建議。她對相同處境的女性有什麼建議？如果妳認為妳沒有被傾聽，請詢問第二位醫師的意見，或要求要轉診給專科醫師。做足研究，並記得妳是最知道自己感受的人。

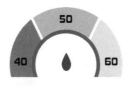

第 十 一 章
適合詢問醫事人員的問題

　　如果妳正因症狀而受苦，預約醫事人員的門診可能會是妳更年期前期及更年期旅程上的轉捩點。妳會在看診時得到診斷，並討論最適合妳的療程，以減輕妳的症狀並保障妳未來健康。

　　可惜的是，並非所有女性都有正面的經驗。2020年，母孃網（Mumsnet and Gransnet）針對1,500位英國女性進行調查，調查結果顯示，許多女性都無法針對更年期前期及更年期症狀從全科醫師那裏得到適當的幫助。[1]有三分之一的女性針對更年期前期症狀尋求專科醫師幫助；26%的女性針對更年期症狀尋求全科醫師協助，並提到他們在接受適合自己的療程或協助前至少看了三次以上的門診。

　　許多醫事人員都致力於提供女性最好的照護。不過，由

1　Mumsnet (2020), 'Women are struggling to get appropriate help from GPs for perimenopause and menopause symptoms', www.mumsnet.com/campaigns/gps-and-menopause-survey

於對更年期前期及更年期前期的知識缺口普遍存在，不只社
會大眾如此，醫事人員也相對缺乏正式的更年期訓練。

克服專業缺乏的狀況

傳統上，更年期照護由婦科醫師所主導。在我讀醫學院
時有更年期培訓，但當我從事醫院的整合醫學（hospital
medicine）及全科醫師時，則完全沒有相關培訓。這代表女
性通常沒有得到正確的診斷以及適合的治療。我常常看到女
性向多位其他專科醫師諮詢，並且接受（通常很昂貴的）檢
查，像是針對偏頭痛的腦部掃描、針對心悸的心臟掃描、針
對尿失禁的膀胱掃描以及不必要的血液檢查等。

我其中一位患者在兩年內已經針對更年期記憶問題尋求
醫療協助十幾次。直到她來找我看診時，她已確信自己有失
智症，因為她的記憶力非常糟糕。在過程中從沒有人提到更
年期，而她也沒想到要將熱潮紅的症狀告訴醫事人員，因為
她沒有想到這兩個症狀有關聯。沒有一位為她看診的醫生詢
問有關她月經的任何狀況。

另一個問題是，許多醫生也不會提到更年期療法的最新
研究證據，這也包含荷爾蒙補充療法。那些誤傳的研究結果
以及針對荷爾蒙補充療法風險的低品質研究，造成醫事人員

普遍不太願意開立荷爾蒙補充療法處方。即便目前的更年期指導方針指出，對於大部分的女性來說，進行荷爾蒙補充療法的好處大過風險。

　　女性厭倦求助會非常危險，這對於他們目前及未來健康都會有慘重的影響。進行母孃網調查的其中一位女性說道：「我覺得我快瘋了，但就算這樣，我覺得預約另一位全科醫師來處理也不值得。」 我認為沒有一位女性應該有這種感受。

　　我認為不只要給醫事人員更好的更年期教育，女性也需要採取行動，確保自己看診的結果是有成效的，且能讓自己獲得自己需要也值得的幫助。在閱讀本書之後，妳應該會針對更年期前期及更年期有相當的知識：妳將了解常見的症狀、各種治療方式、以及基於妳的狀況有哪些效益及風險。除此之外，妳最了解自己的身體，因此妳應該問問妳自己──以及妳的醫事人員──這個最關鍵的問題：我的症狀有可能是因為更年期前期或更年期嗎？

　　在本章中，我們將談談妳最關鍵的門診：妳該如何準備、妳可以談什麼、關鍵問題檢核表，以及如何確保妳能得到最佳的治療方式。

我該去哪尋求協助？

如果妳住在英國，妳的第一步通常是預約全科醫師門診，通常會由醫師或護理師替妳提供照護。如果妳住在世界上其他地方，與妳的醫療團隊確認，討論誰是最適合妳看診的醫師。在妳的第一次門診，妳的醫事人員應該跟妳談過所有症狀，並討論適當的治療方式或支援，這樣妳才能共同決定對妳最適合的治療方式。

在此次看診時，或妳帶回家的資訊中，應該包含以下細節：

- 更年期階段、症狀及診斷
- 包含荷爾蒙補充療法、非荷爾蒙療法及認知行為療法等不同治療方式的效益及風險。
- 能幫助妳的生活方式轉變
- 更年期對妳長期健康的影響。[2]

2　NICE (2015), *Menopause: Diagnosis and management*, www.nice.org.uk/guidance/NG23

接下來該怎麼做？

醫事人員應該在妳初診的三個月後幫妳預約回診，並在回診時讓妳接受治療。如果妳的症狀所改善，妳也認為不需要調整治療方式，那麼接下來可以改為每年回診一次。不過，如果妳對於任何療程副作用或新症狀感到憂慮，我建議妳盡快預約門診──還有請確保自己定期預約子宮抹片檢查或乳癌篩檢等篩檢，以確保妳的整體健康。

妳什麼時候可能需要轉診到專科醫師

在特定狀況下，妳可能需要被轉診給更年期專科醫師。這些狀況包含妳有早發性更年期或疑似早發性卵巢功能不全的狀況，或妳的症狀是由癌症或手術所引發的。如果療程對妳沒有幫助，妳也有可能在未來被轉診給專科醫師。

若在英國，妳可能會被轉診到更年期診所，由具有更複雜更年期案例（如早發性卵巢功能不全）處理經驗的醫師人員協助妳。妳無法自己將自己轉診到公立的更年期診所；只有醫事人員能替妳轉診。另一個選項就是像我診所這樣的私人診所約診，這樣妳就能自行轉診。英國更年期協會網站（請見〈延伸閱讀及資源〉）已彙整更年期診所清單。

如果妳在其他國家，妳相信妳需要向更年期專科醫師約診的話，請跟妳的醫療團隊談談。

六個步驟讓妳第一次門診更加完滿

請依照以下步驟，讓妳充分地利用妳和醫事人員的首次門診。

第一步：要求與最適合的醫師人員看診

當妳致電診所預約門診時，詢問哪位醫事人員最適合與妳討論妳的症狀並幫妳進行治療。妳可能會找到具更年期專業的醫師或護理師。

第二步：有很多要談的嗎？要求第二次門診

或許妳需要等比較久才能進行第二次門診，但長期來說是值得的。知道自己並不是分秒必爭，能讓妳感到較為放鬆。妳的醫事人員可能也會感激妳這樣做——依照我擔任全科醫師的經驗，一次性的十分鐘門診根本沒辦法完整地談完許多女性的症狀，更不要說進一步探討他們的醫療史，以

及討論可能的治療方式了。因此，妳可能需要分別預約兩次門診。

第三步：準備

醫療門診通常很短——大部分只有十分鐘。這樣有限的時間，很容易讓妳有慌張以及沒有被聆聽的感覺。因此準備是非常重要的。寫下妳最困擾的症狀——用本書第一章的症狀表，妳可以從我的網站（www.menopausedoctor.co.uk）下載，或使用免費的app「Balance」（balance-app.com）——並將檢核表帶去門診。妳也可以從 Balance app 下載妳的健康報告並列印出來，通常會對初次門診非常有用。

在妳門診前（最好前一天）花點時間閱讀妳的症狀表。哪些症狀讓妳感到最不舒服或最擔憂？把這些症狀放在表單最上面，或將它們標起來，讓妳可以先專注在這些症狀上。

請記得，對於大部分的女性來說，妳的診斷也會將妳的年紀及症狀納入考量。完善的症狀表能幫助醫事人員做出正確診斷，讓妳能有更多時間討論治療選項。

第四步：
針對妳的所有症狀保持開放且誠實的態度

我知道要妳談論妳性驅力下降、陰道乾燥或情緒波動可能相當令人害怕，但是誠實地說明妳所有的症狀非常重要，只有這樣妳才能接受最適合妳的治療方式。請不要感到尷尬。受過高水準訓練及經驗老到的醫事人員是來協助妳的。深呼吸，然後就開始吧！

第五步：寫筆記——並問問題

在離開診間之前，請妳確保自己已完全了解看診的結果。作為醫事人員，我們知道患者愈了解自己的診斷及治療方式愈好。問問看是否有哪些傳單妳能帶走，或在妳的手機的記事本上寫下一些筆記。如果妳正有腦霧的症狀，這樣做會特別有幫助。

第六步：不滿意看診的結果或建議嗎？
請詢問第二位醫師的意見

若妳的門診進行得很順利——太棒了！如果門診進行得

不如妳想像中順利，請不要害怕挑戰醫事人員的結論或治療決定。門診應該是雙向的討論，這很重要。

　　並非每個人都適合使用荷爾蒙補充療法作為首選治療方式，但如果妳認為進行荷爾蒙補充療法可能對妳有幫助，而妳的醫師或其他醫事人員拒絕開立此處方，請詢問他們這個決定是否符合目前的更年期指導方針。同樣的，如果妳被開立的是抗憂鬱藥，請再次確認開立此處方的合理原因。如果是針對更年期相關的情緒低落，則不推薦開立抗憂鬱藥。有幾個原因可能讓醫事人員開立抗憂鬱藥，像是針對無法進行荷爾蒙補充療法的女性管理熱潮紅的症狀，或臨床憂鬱症。

　　妳總是可以詢問第二位醫師的意見，無論是在同診所看另外一位醫師的門診，或要求轉診到專業更年期診所。另一個選項就是自行轉診到私人診所。

瑪莉，51歲

　　瑪莉是一位行銷總監，一直以來健康狀態良好。大約五年前，她開始出現一些她知道是更年期前期的症狀：胸口緊繃、關節疼痛、手指及腳趾發麻有刺痛感，以及手掌及腳掌則有灼熱感。皮膚蟻走感的狀況也出現在她身上。這些症狀時好時壞，但最近發生的頻率逐漸增加。

　　瑪莉向她的醫師預約了門診。醫師很快地診斷出她的症狀與壓力有關，並開立了緩解胸口緊繃的吸入器，並提到可以提供她抗憂鬱藥，然而她拒絕了。她說她感到氣餒，認為這次的門診根本是浪費時間。她的症狀持續發生，有其他不同的症狀也浮現了。她變得健忘、睡得不好，而且常因熱潮紅所苦。

　　這時候，大約是她初次約診的一年後，瑪莉向同診所的另一位醫師約診。這一次的醫師比較有同情心。二十年前，瑪莉曾因為視神經發炎被轉診給一位神經專科醫師，因為這可能是多發性硬化（MS）的徵兆之一。幸運的是，最後確認不是多發性硬化，瑪莉也重新找回了健康。因為此醫療史以及她目前的症狀，醫師又再次將她轉診給神經專科醫師。這位神經專科醫師無法找出根本原因，而瑪莉的醫師建議，若她服用抗憂鬱藥，將對她有幫助。瑪莉再次拒絕了，因為她真的不認為自己有憂鬱傾向。

　　不久後，她碰巧看到一個電視節目討論更年期，她說這時她靈光一現；她認為她的症狀是更年期前期的症狀，因為她仍然有月經。她改變飲食，試著做更多的運動，並服用保健品。但一切似乎都沒有幫助。瑪莉正打算要辭掉工作，遠離親朋好友，她說她的感覺好像人生中所有的愉悅都被抽乾了。

　　因緣際會下，她因工作而得以進行自費的年度「婦女健康檢查」。她崩潰並告訴醫師她的感覺有多糟糕。醫師向她確認這是更年期前期的症狀，瑪莉若能與醫師談談進行荷爾蒙補充療法的可能性會對她有幫助。她的健保方案並不包含更年期照護，所以她必須要到公立診所或付費至私人診所。瑪莉一回到家就馬上打電話給她的醫師，但是得到醫師不支持開立荷爾蒙補充療法處方的答覆。

　　此時，她聯絡我的診所並預約門診。我幫她開立了雌激素凝膠以及微粒化黃體素藥錠，而瑪莉也得到詳盡的通知信，讓她能轉交給她的全科醫師，這樣她的醫療檔案才能包含最新資訊。可惜的是，當她與她的全科醫師約診時，她又再次被告知她的症狀可能是因為焦慮或憂鬱所引起的。她的全科醫師提到了荷爾蒙補充療法的風險，並提到只有在瑪莉嘗試服用抗憂鬱藥後才會開立荷爾蒙補充療法。

　　這是不正確的建議，所以瑪莉向同診所內的另一位醫師約診，這位醫師同意荷爾蒙補充療法是對她最好的治療方式。她開始進行治療，並感覺好多了。她很慶幸她堅持找另一個願意傾聽及理解的醫師。

問醫師十個關鍵問題
以取得量身打造的建議及治療

　　沒有什麼所謂適用所有人的更年期照護，而女性在一開始就參與更年期照護的決策過程非常重要。

　　英國國家健康與照顧卓越研究院更年期指導方針雖然是針對英國實施，但其中包含非常有用的關鍵問題，因此無論妳住在哪裡，都能在妳初診時詢問醫事人員這些問題。[3]以下是十個值得詢問的問題，以確保妳能獲得最適合自己的個人化照護。

1. 妳如何診斷我是更年期前期或更年期？
2. 如果我正在進行荷爾蒙療法（像是服用避孕藥）的話，妳能診斷我嗎？
3. 我的症狀適合什麼類型的治療？
4. 不同治療方式的效益及風險是什麼？
5. 妳可以告訴我為什麼妳推薦或不推薦荷爾蒙補充療法嗎？

3　NICE (2015), 'Questions to ask about the menopause', in *Menopause: Diagnosis and management, information for the public*, www.nice.org.uk/guidance/ng23/ifp/chapter/ questions-to-ask-about-menopause

6. 如果我不想進行，或因醫療因素無法進行荷爾蒙補充療法，還有哪些治療方式？

7. 我的症狀多快能有所改善？

8. 進行荷爾蒙補充療法有任何長期影響嗎？

9. 我當地區域是否有支持組織？

10. 妳是否建議我針對我的更年期症狀改變生活方式？

結論

　　無論妳是才剛開始進入更年期前期，或妳的更年期已接近尾聲，我希望本書的資訊和建議，能讓妳更清楚且有自信地掌控自己的健康。

　　我分享的女性故事都在獲得診斷及適合的醫療方式上遭遇挫折及掙扎。幸好他們找到了支持，症狀得以緩解，也能接受適合自己的治療，最後翻轉了自己的人生。每天我都在我的診所內見證這樣的轉變。那些幾乎快要辭掉工作或結束關係的女性，在幾個月內重新找回自己的自信及對生活的熱情。

　　透過合適的療程，以及針對我們健康及保健的完整方式，更年期不必然是我們必須忍受的事情——這時期也可以是妳人生中可享受的時光。以下是我認為要有健康、快樂更年期的四個重點。

- **不要耽擱尋求幫助及建議的時間**：默默掙扎的日子必須被拋在腦後。無論妳的年紀或症狀是什麼，如果妳的日常生活已經被影響，請向醫事人員諮詢。不要等到妳的症狀變得難以忍受。

- **妳是妳心靈及身體的專家**：如果妳覺得不對，就說出來。使用手邊可用的工具 —— 我的網站（www.menopausedoctor.co.uk）上有症狀表、手機 app「Balance」的症狀紀錄或老派的紙筆都可以。記錄妳症狀的類型及嚴重程度。將妳的症狀清單帶到門診去，並在問診時，甚至是治療開始時回頭參考清單，以確認妳已獲得最佳治療成效。

- **請記得好的更年期照護不僅限於醫學**：利用妳人生中的這段期間來思考妳的整體健康及保健。荷爾蒙補充療法雖是荷爾蒙缺乏的標準治療方法，但是不管妳有沒有進行荷爾蒙補充療法，良好的飲食及規律運動對於所有女性來說都非常重要。這不只能在短期內讓妳感到好些，良好飲食及規律運動也能幫助妳對抗骨質疏鬆症及心血管疾病等長期健康風險。不要忽略妳的心理健康。預約固定的放風時間，讓自己做喜歡的事情，提升自己的自尊。

- **與他人分享妳的經驗**：社會正慢慢地對於更年期議題愈來愈開放。知名的人物——包括電視主持人洛琳‧凱莉（Lorraine Kelly）及戴維娜‧麥考爾（Davina McCall），還有養生專家麗姿‧厄爾（Liz Earle）——都談過他們自己的更年期經驗。多虧了這些社會運動

家，英國已將更年期納入高中「性與生活」課程的一部份，這是非常大的進步。不過我們都能共同努力提升更年期意識——不管是在職場、朋友間或在晚餐餐桌上。

提前規劃妳的後更年期生活

後更年期是當妳已經連續十二個月沒有月經之後的階段。研究顯示有八成的女性會在五十四歲之後進入後更年期。[4]當然每個人的狀況可能不同，所以請記錄妳的更年期症狀。妳可能會發現妳的症狀隨著時間慢慢減輕，而妳的精力及性欲也恢復了。

不過，像是陰道乾燥等問題可能會長期持續，所以繼續治療非常重要。妳可以選擇荷爾蒙及非荷爾蒙治療方式——可以重新閱讀第三章有關「為人避談」的症狀討論。

4　Women's Health Concern (2017), 'HRT', www. womens-health-concern.org/help-and-advice/factsheets/hrt

請記住：妳可以長期進行荷爾蒙補充療法

只要妳進行荷爾蒙補充療法的效益大過風險，便可以持續進行。如果妳持續進行荷爾蒙補充療法或其他治療方式，請記得每年都重新進行評估。記住，如果妳是早發性更年期或早發性卵巢功能不全，建議妳進行荷爾蒙療法到至少五十一歲，也就是更年期的自然年紀。

延伸閱讀及資源

更年期前期及更年期的一般資訊

1. My Menopause Doctor, www.menopausedoctor.co.uk The Menopause Charity, www.themenopausecharity.org Balance app, www.balance-app.com
2. British Menopause Society, thebms.org.uk International Menopause Society, www.imsociety.org Menopause Support, www.menopausesupport.co.uk
3. North American Menopause Society, www.menopause.org Canadian Menopause Society, www.sigmamenopause.com

更年期指導方針

1. National Institute for Health and Care Excellence (NICE), www.nice.org.uk/guidance/ng23. *Menopause: Diagnosis and management*
2. NICE, www.nice.org.uk/guidance/ng23/ifp/chapter/ Premature-menopause-premature-ovarian-insufficiency. *Premature menopause (premature ovarian insufficiency)*
3. IMS recommendations on women's midlife health and menopause hormone therapy: https://www.imsociety.org/ manage/images/pdf/4429e3dd3o2aac2 9ad68c3be7f6o 99. pdf

較年輕女性的更年期

1. Daisy Network, www.daisynetwork.org. 針對早發性卵巢功能不全女性的慈善機構
2. Teenage Cancer Trust, www.teenagecancertrust.org. 針對青少年的專門照護及支持
3. Trekstock, www.trekstock.com. 年輕人癌症支援

健康及保健資源

1. Royal Osteoporosis Society, theros.org.uk/information-andsupport/bone-health/exercise-for-bones. 運動對妳的骨頭有益

2. Emma Ellice-Flint nutrition, www.emmasnutrition.com. 均衡人生的飲食秘訣

3. Dinah Simon, @menopausepilates. 瑜珈及皮拉提斯老師，更年期皮拉提斯創辦人迪那・賽門（Dinah Simon）的Instagram帳號

4. Dr Sally Norton, www.drsallynorton.com. 顧問醫師及減重專家莎莉・諾頓博士（Dr. Sally Norton）的網站

5. Living Your Yoga, www.livingyouryoga.co.uk. 瑜珈老師露西・霍頓（Lucy Holtom）的瑜珈資源及課程

6. Menopause Yoga, www.menopause-yoga.com. 瑜珈老師佩塔・寇芬妮（Petra Coveney）的網站

7. Yoga by Claudia, www.yogabyclaudia.com. 瑜珈老師克勞迪亞・布朗（Claudia Brown）的網站

8. Liz Earle Wellbeing, www.lizearlewellbeing.com. 研究者、作家及播音員麗姿・厄爾的食物、美妝及健康生活內容

致謝

　　我致力於提升全球女性健康，這任務絕非易事，但我是非常堅決的人，決不會被輕易打倒。不過，如果沒有這麼多人的幫助及指導，我仍有可能一事無成。在過去幾年，我在許多場合收到了來自媒體、同事及女性的惡意、敵意評論。這些評論通常是質疑我的能力及抱負。

　　我想感謝的第一個的人，便是一直以來深受其害的丈夫Paul。他在過去三十二年來總是無盡地鼓勵及支持我所有的工作。他持續傾聽我的挫折，並在我幾乎快要放棄我的工作時，鼓勵我繼續下去。

　　我的三個孩子Jess、Sophie及Lucy總是聽我談論更年期，他們一直鼓勵我繼續我的工作，我對此充滿感激。我的母親總是確保我盡力做每件事，她也是世界上最棒的其中一位荷爾蒙補充療法倡導者——她曾出現在我Podcast的其中一集，也在我們研發的更年期教育課程中擔任三位不同的「患者」！還有Sarah、John及Kay都鼓勵我堅持並繼續我的工作。我希望我年幼時便去世的父親也能對本書感到驕傲，我感謝他仍然給我指引。

　　瑞貝卡・路易斯醫師（Dr. Rebecca Lewis）作為倡導者

及我的好友，我非常感謝她。她總是言之有理，給我許多內在力量及自信。其他醫師也幫助我許多，無論是建立針對醫事人員更年期教育課程，或給我建議，包括 Sarah Ball、Alice Duffy 以及其他在我更年期診所與我共事的醫師及臨床醫師。

來自美國的 Avrum Bluming、Philip Sarrel 及 James Simon 擁有博大的知識及經驗，並時常與我分享。我非常感謝他們給我的指導。

我也想謝謝 Jane 及 Chris Oglesby，他們給我他們的時間、指引及鼓勵，他們也慷慨地資助手機 app「Balance」的開發。

我的媒體工作有很大部分都受到最啟發人心的女性們支持，包括麗姿・厄爾、洛琳・凱莉、戴維娜・麥考爾及凱特・穆爾（Kate Muir），我非常感謝他們的鼓勵。

馬修・凱立普絲教授（Professor Matthew Cripps）是我最棒的心靈導師之一，他總是不厭其煩地相信我的工作，他也教授我許多改變那些不想被改變的人的方式。希望本書可以幫助一些這樣的人！

我 也 想 要 向 Stacy Tuohy、Jackie Quinn、Kate Parr、Linda Daly、Abigail Moran、Sarah Kent、Lucy Chatwin、Gaele Lalahy、Katrina Palmer、Sarah Baker、Alice Sievier、

Lauren Lunn Farrow、Andrew Humphries、James Critchlow、Marcus Daly、Laura Harper、Zoe Hodson、Jane 與 Chris Oglesby及Vanessa Barnes致謝，他們以不同的方式認識我，如果沒有他們，我可能會迷失自我。

　　而我的患者，以及在社群媒體上聯繫我的女性每天都讓我學習更多，沒有他們，我就沒辦法完成我的著作。我想感謝他們給我決心，繼續努力提升他們的知識，並減輕他們未來的苦難。

　　最後，我想要公開地感謝Kat Keogh，她是本書的特約編輯，她的知識、耐心及專業非常出色及卓越。我也希望感謝企鵝出版（Penguin）團隊，讓我撰寫本書的體驗如此愉悅及有成就感。

國家圖書館出版品預行編目（CIP）資料

更年期的妳還是可以自信生活：為更年期前期及更年期做好
準備／路易絲・紐森醫師（Dr. Louise Newson）著；李芳儀譯.
-- 初版 . -- 臺中市：晨星出版有限公司，2023.01
　　面；　公分 . --（專科一本通；31）

ISBN 978-626-320-287-0（平裝）

1.CST: 更年期 2.CST: 更年期生理 3.CST: 婦女健康

417.1　　　　　　　　　　　　　　　　　111017518

專科一本通 31

更年期的妳還是可以自信生活
為更年期前期及更年期做好準備
Preparing for the Perimenopause and Menopause

歡迎掃描 QR CODE，
填線上回函

作者	路易絲・紐森醫師 Dr. Louise Newson
譯者	李芳儀
審訂	王瑞生
編輯	許宸碩
校對	許宸碩
封面設計	初雨有限公司（ivy_design）
美術設計	黃偵瑜

創辦人	陳銘民
發行所	晨星出版有限公司
	407台中市西屯區工業30路1號1樓
	TEL：（04）23595820　FAX：（04）23550581
	E-mail:service@morningstar.com.tw
	http://www.morningstar.com.tw
	行政院新聞局局版台業字第2500號
法律顧問	陳思成律師
初版	西元2023年01月01日　初版1刷

讀者服務專線	TEL：（02）23672044 /（04）23595819#212
讀者傳真專線	FAX：（02）23635741 /（04）23595493
讀者專用信箱	service@morningstar.com.tw
網路書店	http://www.morningstar.com.tw
郵政劃撥	15060393（知己圖書股份有限公司）
印刷	上好印刷股份有限公司

定價380元
ISBN 978-626-320-287-0

Copyright © Dr Louise Newson 2021
First published as PREPARING FOR THE PERIMENOPAUSE AND
MENOPAUSE in 2021 by Penguin Life, an imprint of Penguin General.
Penguin General is part of the Penguin Random House group of companies.
This edition is published by arrangement with Penguin Books Limited through
Andrew Nurnberg Associates International Limited.
All rights reserved.

版權所有・翻印必究
（缺頁或破損的書，請寄回更換）